ジョーン・カーソン・ブライトン

もの忘れと認知症

“ふつうの老化”をおそれるまえに

都甲崇 監訳

内門大丈
勝瀬大海
青木直哉
共 訳

みすず書房

FORGETTING

When to Worry, What to Do

by

Joan Carson Breitung

First published by Prometheus Books, New York, 2008

もの忘れと認知症　目次

はじめに　i

第1章　敵を知る　回復可能な認知症と進行性の認知症……3
認知症の分類　代表的な進行性の認知症　回復可能な認知症　加齢による薬物代謝への影響　高血圧と認知症

第2章　認知症の初期の兆候か？　軽度認知障害について……39
診断基準——兆候と症状　軽度認知障害を見分ける　脳の通常の老化と軽度認知障害とアルツハイマー病　脳の通常の老化に関する最新の知見　軽度認知障害の何が議論になっているのか？　高齢者にみられる認知障害の二大原因　軽度認知障害の治療　すべての高齢者に対する定期的な検査は必要か？　十分に行われているとは言い難い治療

第3章　そして彼方へ　アルツハイマー病の現実……61
アルツハイマー病——概説　アルツハイマー病の脳にみられる変化　アルツハイマー病の診断と治療　検査——神経心理学的検査と認知機能検査　神経画像検査　アルツハイマー病の危険因子　アルツハイマー病の確定診断　生存率　診断と予防の戦略——生物学的マーカー、ホモシステイン値、神経画像検査、神経心理学的検査　世界的な脅威　アルツハイマー病に関する経済的な側面について　将来的な負担　アルツハイマー病とその他の認知症に共通する特徴

第4章　ただの憂うつを超えて　うつ病について……89

うつ病——見逃される診断と不十分な治療　老年期のうつ病の原因　うつ病の兆候　必要な支援を得る　死別からうつ病になるとき　薬物乱用とうつ病　支援を断られたとき　治療の選択肢　症状についての補足　薬物治療　急増する高齢者人口とうつ病　なぜうつ病は治療されないことが多いのか　老人差別による診断や治療への影響　うつ病の危険性を高める要因　介護施設でうつ病はどの程度みられるか？　うつ病は予防できるのか？

第5章　だれが介護するのか？　介護者の問題……121

介護者——困難と責任　その現実　在宅か施設か　自宅の改修　ヘルスリテラシーを磨く　だれが介護者になるか、どこで支援が得られるのか？　男性の介護者と女性の介護者の違い　遠距離介護　その他の生活環境と地域の社会資源

第6章　その真実と偽り　認知症について……155
認知症に関する事実　脳の健康とは何か、どうすれば脳の健康を得られるのか？　認知機能と脳の予備力に関する理論　認知症の発症をコントロールする――リスクを減らす　記憶――その働きと加齢による影響　もの忘れ　脳の老化防止薬についての真実　認知機能を守り、強化する　認知機能の最適化――脳を再教育するためのトレーニング　食事は記憶に影響するのか？

第7章　事故はつきもの　転倒について……187
転倒の危険　転倒予防――医学的管理、運動、住環境の改善　身体機能の低下と股関節骨折　転倒の力学と防止法　転倒の危険性を高めるその他の要因　副作用に影響する身体的な変化　転倒防止戦略　罹患率と死亡率

第8章　考えておくべきこと　記憶を失うまえに、死のまえに……213
患者の自己決定法　事前の治療計画　リビングウィル　終末期の決定　救命救急士と蘇生不要の指示と緩和ケア　緩和ケア／ホスピスケア　文書による指示どおりに行われるのか？　終末期におけるその他の問題　死と決定　衰弱した高齢者に対する実務的な支援　遺言の重要性

監訳者あとがき　229
文　献
索　引

はじめに

アメリカの平均寿命はかつてないほど延び、現在では約七七歳となった。しかしながら、長寿という恩恵は、同時に特有の問題と課題を生むことになる。もちろん医学によって私たちの健康状態が改善して、寿命が延びたことは幸運なことだ。しかし同時に、認知症の最大の危険因子が加齢であることを忘れてはならない。加齢と認知症には密接な関係があり、一般的にもの忘れは認知症の可能性を示す最初の兆候である。

この本『もの忘れと認知症――〝ふつうの老化〟をおそれるまえに』は、その理解と対応が簡単な記憶障害とともに、より複雑で悪化の兆候となる記憶障害を明らかにする。また、身体的な健康を維持することの重要性を強調するとともに、デスクワーク中心の生活習慣がなぜ心身の健康にとって脅威となりうるのかを説明する。さらに、心身の健康に対する食習慣の影響や、肥満と認知機能との関係を明らかにしてきた重要な研究を紹介する。

記憶障害が日常生活に支障をきたすようになった場合には、ただちに医学的な評価を受ける必要がある。これがいかに重要であるかを理解してもらうために、第1章「敵を知る――回復可能な認知症と進行性の認知症」では、回復可能な認知症と進行性の認知症の違いを明らかにする。さらに、これらの状態から心身を守る方法について述べる。また、認知機能の回復に役立つ方法や、機能が障害された状況であっても脳を効果的に働かせる方法を紹介する。

やや専門的なことになるが、認知症は一つの病気ではない。認知症は、記憶障害を中心として、人格の変化や行動上の問題、知的能力の障害などがみられる症候群である。認知症はその後、知的能力の障害や人間関係の破綻、全面的な機能の障害をもたらすとともに、死の前兆にもなりうる。そしてそのために、高齢者やその家族からは、ほかの病気にも増して恐れられているのである。

認知症は、通常の脳の老化と混同されることが少なくない。第2章「認知症の初期の兆候か？——軽度認知障害について」では、認知障害のおもな原因を二つ紹介するとともに、その二つの違いを明らかにする。さらにここでは、軽度認知障害《けいどにんちしょうがい》とよばれる、認知症の領域では重要でありながらもあまり知られていない状態について説明する。すべてではないものの、多くの軽度認知障害はアルツハイマー病に移行する。研究者たちのあいだでは、軽度認知障害がアルツハイマー病の初期の状態であるのか、認知症とは区別される状態であるのか、あるいはアルツハイマー病を含む複数の原因による複合的な状態であるのか、といった点について議論が続いている。

アルツハイマー病は、もっとも一般的な認知症であり、また老化の結末としてもっとも恐れられているものである。第3章「そして彼方へ——アルツハイマー病の現実」ではその理由を説明する。その上で、「知性が盗まれる」ともいわれるこの病気による、将来的な負担について警鐘を鳴らす。

認知症であるようにみえながら、実際にはまったく異なる状態であることは少なくない。とくに、いくつかの一般的な状態が、認知症と間違われやすいことはあまり知られていない。認知症と間違われやすい代表的な三つの状態は、うつ病とせん妄と甲状腺機能障害である。幸いなことに、これらの病気が正しく診断・治療された場合には、その認知症のようにみえた状態から回復することが多い。

医療関係者のあいだでは、アルツハイマー病がもっとも頻度の高い認知症であることがよく知られている。アルツハイマー病は、本人、家族、医療制度、そして社会全体に大きな影響を与える深刻な医療問題である。高齢者人口の増加とともに、アルツハイマー病にかかっている人の割合は増えつづけている、最近の調査によれば、現在約五〇〇万人であるアメリカのアルツハイマー病患者の数は、今後人口の高齢化にともなって急激に増えるという。そして、研究者たちの推計によれば、予防法や治療法がみつからない場合には、その数は二〇五〇年までに一一三〇万人から一六〇〇万人にも達するのである。

先の大統領であったロナルド・レーガン氏が長いあいだアルツハイマー病に苦しめられていたことが公表され、認知症、とりわけアルツハイマー病に対する関心は急激に高まった。しかしながら、すべての認知症がアルツハイマー病というわけではない。一方で、認知症の最大の危険因子は加齢なのでだれもが認知症のリスクを抱えているといえるが、このことはあまり理解されていない。また研究者たちによって、認知機能を悪化させる年齢以外の危険因子が明らかにされつつあり、さらには特定の生活習慣と認知症の関連についての調査研究も進められている。一つの例として、生涯にわたる学習や知的な活動は、知的な能力を維持するだけでなく、その能力を強化させる可能性が高い。

第4章「ただの憂うつを超えて――うつ病について」では、老年期のうつ病を取り上げる。ここではまず、老年期の通常の状態と老年期のうつ病を比較することによって、これらの状態がどのように混同されることが多いのかを示す。高齢者は一般に、型にはめてみられることが多い。たとえば、引きこもって何もしたがらない高齢者にはうつ病の兆候がみられている可能性があるが、家族はこのような生活態度が、医学的に注意を要する状態ではなく、加齢による通常の変化の一部であると考えてしまうことがある。

進行していく認知症の介護に直面して、家族は絶望することもあるだろう。しかし、病気が治らないことが、治療できないことを意味するわけではない。第5章「だれが介護するのか？――介護者の問題」では、介護を行う上での責任やストレス、生活上の工夫についてくわしく取り上げる。さらにここでは、認知症と診断された人の介護に直面した家族を支援するためのさまざまな社会資源を紹介する。これらの社会資源を利用することによって、認知症になった最愛の人とその介護者の生活の質を高めることができるだろう。

認知症の人たちは、日常生活を送る能力を失っていくとともに見守りと細かい支援を必要とするようになる。さらに、病気の進行とともに攻撃性や徘徊、妄想などの問題となる症状がみられることもある。このような症状に介護者が驚くのは当然のことだ。実際に、これまでの研究によれば、このような状況に置かれた介護者は、終末期のがん患者の介護者以上に強いストレスを受け、うつ状態になることが多いという。利用可能な社会資源を知ることによって、介護者はこうした状況に対処して、安心感を得ることができるだろう。

老化に関する迷信の一つに、高齢になると通常でも思考力や注意力などの能力が低下する、というものがある。第6章「その真実と偽り――認知症について」では、通常の老化と、高齢者が混乱と失見当をきたす原因となる神経系の病気との比較、その他の危険な状態との比較を行う。たとえば、高齢者は多くの病気を抱え、多くの薬剤を内服していることが多い。多くの薬剤の副作用によって認知症に似た症状が引き起こされることから、多剤併用――多数の薬剤を同時に使用すること――は混乱や無気力の原因となる。したがって、合併症のために多くの薬剤を内服している場合には、定期的な内服薬の見直しを行うことが重要だろう。このような回避することができる原因によって認知症と誤診されてしまう場合があることは、この本で強調したいテーマの一つである。慎重な医師であれば、このような可能性を考慮しながら正確な診断を行うために、認知症そのものの症状による行動の変化をとらえた上で、綿密な神経心理学的評価と身体的評価を行うだろう。

第7章「事故はつきもの――転倒について」では、認知症で転倒の危険性が高い理由を説明するとともに、住環境の中で、高齢者の転倒につながる危険をみつける方法について説明する。とくにこの章では、転倒の原因となる危険を発見する方法とともに、その対処法について述べる。たとえば、視力の障害を早急に治療することや、失禁をコントロールすること、医師と介護者の両者が患者の服薬内容をしっかりと管理することなどが重要だ。

第8章「考えておくべきこと――記憶を失うまえに、死のまえに」では、高齢者の最大の関心事である終末期の決定を自分自身で行うためには、事前の準備が重要であることを述べる。ここでは、自分の考えを持つことがいかに大切かを説明するとともに、終末期における諸問題や終末期における選択の可能性についても触れ、その上で事前指示が必要であることを述べる。

認知症は決して〝ふつうの老化〟の一部ではない。もの忘れや行動の変化によって日常生活に支障をきたすようになった場合には、その状況を放置すべきではない。放置することは、ごく短期的には楽な対処方法かもしれないが、早急に医学的な介入を行うことこそが、患者にとっての最大の利益となるのである。不必要な医学的介入の遅れは、さらに状況を悪くするだけだ。多くの専門家は次のように警告する――治療を遅らせることは治療を否定することと同じだ。

もの忘れと認知症

第1章　敵を知る

――回復可能な認知症と進行性の認知症

認知機能は変化するもので、認知機能に問題がみられる場合には、その程度は軽度の認知障害から重度の認知症までさまざまである。まず理解すべきことは、認知症が一つの病気ではなく、知的な機能や社会的な機能に影響して日常生活に大きな支障をきたす、さまざまな脳の病気の総称であるということだ。

かつては、記憶が失われていくことは加齢による避けられない結果と考えられ、こうした状態は単に「老衰」とよばれることが多かった。しかしながら今では、このように考える医師はほとんどいない。現在では、ある程度を超えた記憶障害は病的（pathological：病気によって引き起こされたものを意味し、病気に関する学問である病理 pathology に由来する）なもので、脳を侵す病気による一連の変化だと考えられている。

認知障害がみられることを特徴とする成人の病気にはさまざまなものがあり、今なお次々と明らかにされている。そして、研究によれば、認知機能の低下と病気や死亡とのあいだには強い関連があるという。したがって、精神機能の悪化が多少でもある場合には、その原因を明らかにすることがその人の健康と幸福にとって重要になる。(24・36) 米国技術評価局の試算によれば、六八〇〇万ものアメリカ人が何らかの認知症で、そのうち少なくとも一八〇〇万人は重度の認知症なのである。

認知症研究の中で、研究者たちは、いくつかの認知症が合併しうることを明らかにしてきた。よく知られる例として、アルツハイマー病と血管性認知症《けっかんせいにんちしょう》の合併が挙げられるが、専門家のなかにはこの合併がきわめて一般的なものであると考える人もいる。高齢者が混乱をきたして、忘れっぽくなり、集中力を欠いた場合には、さらには高齢者の思考力に問題がみられた場合には、多くの人は直観的にアルツハイマー病を思い浮かべるだろう。なぜなら、アルツハイマー病がもっとも一般的な認知症だからだ。たしかにアルツハイマー病がもっとも一般的な認知症――最大で認知症患者の七〇パーセントまでを占める――であることに議論の余地はないが、一方で混乱をきたし記憶が失われる病気はその他にもさまざまなものがあるので注意が必要だ。(1)

認知症が高齢者に多くみられることは事実だが、認知症は通常の老化の一部ではない。九〇歳代や一〇〇歳代の高齢者でも、認知機能に障害がみられずに生活を続けている人は少なくないのである。つまり、現時点で高齢者の大多数が認知症ではないことを理解することが重要だ。しかしながら一方で、人口の中で高齢者は今後さらに大きな割合を占めていくことから、認知機能に障害をもった人々を介護するための費用は、公衆衛生上の重要な問題になっていくだろう。

認知症はある特定の病気ではない。脳に障害をきたすさまざまな病気によってみられる一連の症状をさす総称で、このなかには脳の血管の障害や神経細胞の障害が含まれる。そして、認知症では、日常生活や人間関係に支障をきたすような精神面や行動面での機能障害がみられる。このようなさまざまな症状の中でもっとも一般的な症状は記憶障害だが、それと同時にその他の知的な能力にも障害がみられ、日常生活に支障をきたすことになる。問題解決の能力や感情をコントロールする能力も障害される。その他の症状としては、興奮や妄想、幻覚、人格や行動の変化などが挙げられる。記憶障害はもっとも一般的な症状ではあるものの、記憶障害だけがみられる場合には認知症と考えるべきではない。

医師は、二つ以上の脳の機能――記憶や言語や知覚、論理的思考や判断力などの認知機能――が、意識障害がないにもかかわらず明らかに障害されている場合にだけ認知症と診断する。[45] もの忘れが増えた（あるいはその他の知的機能が低下した）兆候のある人は、本格的な認知症になる前に、医学的な評価を受けることが必要だ。認知機能の低下のうちのいくつかは、適切な時期に適切な治療を行うことによって進行を遅らせたり回復させたりすることができるのである。また認知症の原因となるいくつかの状態、たとえば内分泌疾患や感染症、ビタミン欠乏症、うつ病、薬物相互の副作用などがあれば、治療することもできる。つまりこのような認知症の根本的な原因が治療されると、認知症の状態から回復する場合が多いのである。

認知症が進行性（回復不能）と診断されるかどうかは別として、医学的な評価によって、健康状態を悪化させる可能性があるその他の問題が明らかになるかもしれない。また、進行性の認知症であったとしても、その進行を遅らせ、行動上の問題を改善させるような薬物治療が可能なこともある。

認知症の分類

認知症をきたす病気の分類にはいくつかのものがあるが、広く用いられているのは、進行性かどうか、脳のどの部分が侵されているかなど、共通の特徴によって分類する方法である。よく用いられている分類方法を次に挙げる。

・一次性認知症　アルツハイマー病や前頭側頭型認知症など、その病気自体による認知症[58]
・二次性認知症　アルコールや薬物や毒素などの摂取、感染、脳の構造的な異常（正常圧水頭症《せいじょうあっすいとうしょう》など）、その他の回復可能な病気による二次的な認知症、もしくはこうした状態に関連した認知症[40]

認知症の原因を明らかにするのが非常に難しい場合があるが、これにはいくつかの理由がある。認知症に特徴的なこととして、症状がわかりにくく、ゆっくりと始まり、引き起こされている問題と症状が単純には結びつかないことがある。さらに複雑なことに、病気の進行とともに、正常な行動と認知障害による症状が混在することがある。その他に、多くの認知症の人は、医師の診察中に一時的に症状を隠したり、症状を取り繕ったりすることができる。しかしながらそうであったとしても、徹底した医学的評価を行うことが重要である。なぜなら認知症の症状は、いずれ生活を脅かすほど進行するからだ。

加齢はさまざまな医学的な問題に加えて、病的とはいえない認知機能の低下にも関連している。そして、高齢者の訴えの中で多いものの一つはもの忘れである[14・43]。医師であっても、高齢者の通常の認知機能の変化と病気に関連した思考力の低下を区別することが困難なことがあり、とくに患者が身体的な問題を中心に訴える場合にはその区別が難しい。

高齢者の持つ知的な能力が、人によって違うのは当然のことだ。しかしながら、年齢による一般的な変化を超えるような能力の変化がみられる人には、ある共通の特徴がみられる。たとえば、教育歴レベルが低い、遺伝的な素因がある、高血圧である、運動不足である、身体的に劣悪な健康状態である、といったことだ。

代表的な進行性の認知症

アルツハイマー病は進行性の認知症で、認知症の原因となるすべての病気の五〇～六〇パーセントを占める。血管性認知症（脳卒中とよばれる大きな血管障害や一過性脳虚血発作《いっかせいのうきょけつほっさ》とよばれる小さい血管障害による認知症）はその一五～二〇パーセントを占めるが、アルツハイマー病と合併することも多い。(2) アルツハイマー病については第3章でくわしく取り上げる。

血管性認知症

血管性認知症《けっかんせいにんちしょう》は、多発脳梗塞性認知症《たはつのうこうそくせいにんちしょう》ともよばれ、すべての認知症患者の二〇パーセントまでを占めるアルツハイマー病に次いで頻度の高い認知症である。(29) 血管性認知症による社会への影響は、高齢者人口の増加とともに大きくなりつつある。

血管性認知症の原因は、脳の血管や心臓の血管の障害による脳の血流の減少で、なかでももっとも一般的なのは脳卒中である。血管性認知症はまた、遺伝的な病気、心内膜炎（心臓の内膜と弁の炎症）、アミロイドアンギオパチー（アミロイドとよばれるたんぱく質をおもな成分とする異常物質が脳の血管に作られて時に脳出血をきたす血管の病気）などによっても引き起こされる。重要なことは、脳卒中がなくても血管性認知症を発症する場合があるということだ。また血管性認知症は、血管系の障害によって脳への酸素や栄養の供給が途絶えた場合にもみられる。

血管性認知症がアルツハイマー病に合併することも少なくない。アルツハイマー病の最大で五分の一程度が血管性認知症を合併しているが、この状態は混合型認知症《こんごうがたにんちしょう》とよばれる。血管性認知症の頻度は年齢とともに高くなり、男性と女性での頻度はほぼ同じである。血管性認知症の少なくとも一部は予防が可能なので、早期に発見して診断することが重要である。血管性認知症の原因としては、未治療の高血圧、喫煙、高コレステロール血症、糖尿病、心臓病が挙げられる。直接的な原因——発症の引き金となるもの——としては脳卒中が挙げられるが、この脳卒中とは脳への血流が突然途絶えた状態である。そして脳卒中には二つの種類があるが、もっとも一般的なのは虚血性の脳卒中で、これは動脈が詰まることによって生じる。次いで多いのが出血性の脳卒中、すなわち脳出血で、これは脳内の小血管がもろくなって破裂することによって生じる。脳卒中による脳の障害を治療によって回復させることはできないので、脳卒中の予防は非常に重要である。

血管性認知症の症状は、多くの場合は脳卒中から三カ月以内に突然みられる。血管性認知症の患者は、過去に高血圧、血管系の障害、脳卒中、心臓発作を経験していることが多い。血管性認知症が悪化するかどうかは、その後さらに脳卒中を起こすかどうかによる。ときには、認知症の症状がみられなくなる場合もある。血管性認知症が進行する場合には、アルツハイマー病のようにゆっくりと着実に進行していくのではなく、能力が急速に悪化する時期と安定した時期を繰り返しながら階段状に進行していくことが多い。しかし血管性認知症であっても、アルツハイマー病のように全般的な認知障害がゆっくりと進行しているようにみえることもある。血管性認知症では、アルツハイマー病とは異なって、人格や日常的な感情の表出は末期になるまで保たれることが多い。また血管性認知症の患者は、夜間に徘徊する傾向があり、うつ病や歩行障害、失禁などの問題を抱えることも多い。つまりこれらの症状は、変性による病気ではなく血管性の病気を疑わせる症状であるといえる(53)。

血管性認知症の一つに、いくつかの小さな脳卒中によって起こる多発脳梗塞性認知症がある。多発脳梗塞性認知症の脳には、大きな脳梗塞のほかに、気づかないあいだに生じた多数の小梗塞がみられ、その結果、学習、記憶、言語などに関連した領域が障害を受ける。このような小梗塞は一過性脳虚血発作ともよばれ、一時的で部分的な血液供給の途絶をきたしたものである。そしてその結果、短時間の意識や視力の障害を引き起こす。一過性脳虚血発作の症状の多くは脳梗塞に似ているが、症状が突然みられ長くは続かないのが特徴で、ほとんどの症状は一時間以内にみられなくなり、長く続いたとしても二四時間以内にはみられなくなる。

一過性脳虚血発作は、より大きな脳梗塞の前兆であることが多い。一過性脳虚血発作がみられた人の約三分の一には、その後脳卒中がみられる。脳卒中の多くは、その危険な兆候である一過性脳虚血発作に注意を払い、危険因子となる合併症を治療することによって回避することができる。

血管性認知症では、脳の障害によって時間とともに基本的な認知機能が障害され、日常生活に支障をきたすようになる。これは、脳梗塞によって脳の一部が障害を受けることによる。症状は体の片側に限られていたり言語のような一つの機能に限られていたりすることも多く、場合によっては言葉を理解できるのに話せないこともある。このような症状は、限局的あるいは局所的な症状とよばれる。なお、言葉を理解することも話すこともできない場合には全失語とよばれる。

一過性脳虚血発作の症状は軽いことが多いので、気づかれることは少ないかもしれない。よくみられる症状は、片側の腕や足の軽い脱力、ろれつの回りにくさ、めまい、視力低下などだ。このような一過性脳虚血発作の症状がみられた場合には、ただちに医学的な評価を受ける必要がある。

一回の脳卒中で、脳に大きな障害が引き起こされて認知障害がみられることがある。具体的には、脳卒中による病変が大きい場合や、脳卒中が脳の重要な部分に生じた場合などである。とくに、脳卒中が脳の左半球に生じた場合や、海馬——脳内で記憶にとって重要な部分——に生じた場合には認知障害がみられやすい。

ビンスワンガー病は、皮質下認知症《ひしつかにんちしょう》ともよばれる比較的まれな血管性認知症である。この病気は深部の白質に血管病変がみられることが特徴で、症状としては記憶や認知障害、気分の変化などがみられる。経過中に脳卒中がみられることも少なくない(52)。ビンスワンガー病は徐々に進行していく病気で、現時点では治療法はない。

糖尿病や心臓病、過去の脳血管障害、栄養不良、またとりわけ高血圧は、ビンスワンガー病との関連が強い(37・47)。ビンスワンガー病でみられるその他の症状には、尿失禁や歩行障害、動きのぎこちなさ、動作緩慢、表情変化の乏しさ、失語などがある。症状の多くは六〇代以降にみられるが、すべての患者にすべての症状がみられるわけではなく、なかには症状が一時的にみられることもある。ビンスワンガー病の治療は、不整脈や高血圧、うつ病に対する薬物治療などの、身体的な変化に対する対症療法的な治療に限られる。高血圧の治療にはビンスワンガー病の進行を遅らせる可能性が、またアスピリンの内服には脳梗塞を予防する可能性がある。つまり、高血圧を治療することと必要に応じてアスピリンを予防的に内服することが、ビンスワンガー病の治療ともいえる(47)。

その他のまれな認知症として、一九番染色体の変異に関連したカダシル（CADASIL）が挙げられる。カダシルは常染色体優性遺伝の動脈疾患で、遺伝性の動脈疾患としては頻度が高く、その症状は脳梗塞と認知症である(30)。カダシルでは多発脳梗塞性認知症のほかに、脳卒中、気分障害、前兆をともなう片頭痛などがみられる。この片頭痛の前兆は視覚の異常で、目の前に光が見えたりその他の幻視が見えたりするものだ。

このようにさまざまな症状がみられることから、カダシルの診断は簡単ではない。したがってカダシルの頻度は、これまで考えられていたよりも高いものと推定されている[30]。たとえば片頭痛は一般的にもよくみられることから、その原因がカダシルであっても見逃されることが多いだろう。そしてカダシルは、より特徴的な症状である脳卒中を起こしてから初めて診断されることが多いのである[34]。

血管性認知症のその他の原因としては、血管炎（血管やリンパ管の炎症）、重度の低血圧、脳の出血などが挙げられる。自己免疫疾患であるエリテマトーデス（紅斑性狼瘡《こうはんせいろうそう》）――皮膚の障害を引き起こし時には致命的となる病気――や炎症性疾患である側頭動脈炎《そくとうどうみゃくえん》は、血管障害をきたして血管性認知症と同様の症状を引き起こす。

血管炎は、動脈、静脈、毛細血管などの血管系の炎症である。血管はどれも血管炎になる可能性があるが、その症状は体のどの場所のどの血管が障害されたかによる。

血管炎は単独でみられることも、側頭動脈炎のようなほかの病気に合併してみられることもある。側頭動脈炎（頭蓋動脈炎《とうがいどうみゃくえん》や巨細胞性動脈炎《きょさいぼうせいどうみゃくえん》ともよばれる）は、目の側のこめかみを流れる側頭動脈の炎症である。動脈炎の進行は、重症度によってさまざまである。

回復可能な認知症は、これまで考えられていたよりもはるかに少ない。しかし、合併症がある場合には、合併症そのもののために、また認知機能の悪化を少しでも遅らせるために必ず治療しなければならない。また、合併症を治療することは、経済的な面からも大きな意味がある[11]。

レビー小体型認知症

レビー小《しょう》体《たい》型《がた》認《にん》知《ち》症《しょう》は神経変性疾患で、思考や運動を支配する脳の神経細胞に異常なたんぱく質からなる構造物（レビー小体）が出現するのが特徴である。その最初の症状は、注意や意識に関するものであることが多い。レビー小体型認知症が遺伝により発症したとの報告もまれにはあるが、多くの場合は遺伝性はない。

レビー小体型認知症は、頻度の高い認知症の一つであることが徐々に知られつつあるが、その診断は簡単ではない。専門家のなかには、レビー小体型認知症がアルツハイマー病に関連した病気だと考える人や認知症をともなうパーキンソン病の一つの型であると考える人もいるが、多くの専門家は、レビー小体型認知症がアルツハイマー病とパーキンソン病に関連する一つの疾患単位であると考えている[42]。レビー小体型認知症の診断には、さまざまな医学的評価や神経学的評価、神経心理学的評価が必要である。

レビー小体型認知症では、自発的な運動の減退、固縮、振戦、小刻み歩行などの典型的なパーキンソン症状から、アルツハイマー病でみられるような急性の混乱、記憶障害、認知機能の変動までさまざまな症状がみられる。複数の症状が同時にみられることも多い。幻視が最初の症状であることも多く、また、妄想やうつ病などの精神症状がみられることも少なくない。レビー小体型認知症は、まれには若い人にみられることがあるが、一般的には高齢者にみられる。

レビー小体型認知症の治療は、パーキンソン症状や精神症状に対する薬物治療が中心である。しかし、振戦や運動の減退を改善するために抗パーキンソン病薬を内服すると、妄想や幻覚が悪化する可能性があるので注意する必要がある。

医師は、レビー小体型認知症でみられる幻覚に対して抗精神病薬を処方しないことが多いが、これは抗精神病薬にレビー小体型認知症の運動症状を悪化させる危険性があるためだ。また抗精神病薬は、死亡率の増加にも関連するといわれている。認知障害に対する治療は、コリンエステラーゼ阻害薬が中心である。コリンエステラーゼ阻害薬は、レビー小体型認知症にみられる幻視や他の精神症状に対しても有効なので、レビー小体型認知症の精神症状に対する第一選択薬として推奨されている。[21]

前頭側頭型認知症

前頭側頭型認知症《ぜんとうそくとうがたにんちしょう》（前頭葉型認知症《ぜんとうようがたにんちしょう》とよばれることもある）は、前頭葉と側頭葉の神経細胞の変性を特徴とする病気の総称である。前頭側頭型認知症では、アルツハイマー病でみられる老人斑は少ないことが多い。前頭側頭型認知症患者では、異常なタウ蛋白（脳内の神経細胞に存在する蛋白の一つ）が、神経原線維変化として変性した神経細胞に蓄積していることが多い。そしてその結果、神経細胞は正常な機能を失い、神経細胞死が引き起こされる。

研究者たちによれば、前頭側頭型認知症はすべての認知症の二〜一〇パーセントを占め、[5,44]四〇歳代から六五歳くらいで発症することが多い。また多くの例で家族歴がみられることから、前頭側頭型認知症には遺伝的な要素が関係していると考えられている。前頭側頭型認知症の罹病期間はさまざまで、二〜三年で急速に進行することもあれば、何年ものあいだわずかな変化しかみられないこともある。前頭側頭型認知症と診断されてからの余命は、平均的には五〜一〇年である。

前頭葉と側頭葉は、人格、判断、計画、体系化などの機能を持っている。したがって、前頭側頭型認知症患者は、社会規範に従い、他人と一般的なかかわりを持つことが困難になる。すなわち、記憶が障害される前に、人格の変化や全般的な判断力の低下が目立ってくる。具体的には、前頭側頭型認知症患者は、怠惰で脱抑制的となり、反社会的な行動をとることがある。また無関心で衛生面に無頓着となり、性的な逸脱行動がみられることもある。その他に、言語の障害、強迫的・常同的な行為、食欲の亢進、さらには体が硬くなったりバランスがとりにくくなるなどの運動面での障害がみられる。一方で記憶障害は、病気がかなり進行してからみられることが多い。

ピック病は前頭側頭型認知症の一つで、前頭葉と側頭葉の障害が強い。そして、その脳を顕微鏡でみると、膨張して風船状になった神経細胞がみられる。この腫大した神経細胞がピック病の特徴で、その中にはピック球とよばれるタウ蛋白からなる異常な構造物がみられる。

ピック病の症状の一部はアルツハイマー病と似ているが、いくつかの症状はアルツハイマー病とは明らかに異なる。まず、ピック病の発症時期は早く、多くは四〇代から六〇代である。アルツハイマー病の最初の症状は記憶障害であるが、ピック病の最初の症状は人格変化であることが多い。具体的には、落ち着きのなさや無気力、性的な逸脱行動、趣味に対する無関心などがみられ、さらに何もしなくなり、混乱をきたして、判断力が低下することによって、生活機能が低下していく。ピック病は進行性で、治療は症状をコントロールして生活の質を維持することが中心になる。

ピック病の原因は不明だが、家族内で発症して遺伝性と考えられる場合がある。現時点では、この病気の進行を遅らせるような治療法はない。しかしながら、ピック病に対する薬物治療は、うつ状態や攻撃性、その他の行動上の問題に対しては有効であることが多い。

その他の前頭側頭型認知症として、原発性進行性失語症《げんぱつせいしんこうせいしつごしょう》が挙げられる。この病気は、早い場合には四〇代で発症して、症状は言語面の障害、すなわち失語が特徴である。失語とは、話す、話を理解する、日常的な物品の名前を言う、といった言語機能の障害をさす総称である。原発性進行性失語症の患者では、これらの失語症状のうち少なくとも一つ以上がみられる。

原発性進行性失語症は、言語機能が二年以上にわたって進行性に障害される場合に診断される。日常の生活機能は五年程度はよく保たれ、それ以降、徐々に障害されていくことが多い[38]。

この病気はゆっくりと始まり、数年以上かけて非常に緩やかに進行する。病気の進行とともに記憶や注意力が障害され、人格面や行動面の変化がみられることもある。ほとんどの患者で、最終的には、認知症のさまざまな症状がみられるようになる。

HIV／AIDSによる認知症

この認知症は、脳の白質を破壊するヒト免疫不全ウィルスの感染によって起こる。一般的な症状は、無気力、記憶障害、集中力の低下、引きこもりなどである。運動機能が障害されることも少なくない。この病気に対する特別な治療法はないが、抗ＨＩＶ薬が発症を遅らせ症状を改善させるのに有効なことがある。

ハンチントン病

ハンチントン病は、脳と脊髄の広い範囲に病変がみられる遺伝性の病気である。一般的には三〇代から四〇代で発症して、一五年ほどの経過で死亡する。死亡の原因としては、肺炎や心肺疾患、外傷、自殺などが多い[57]。

ハンチントン病は、怒りっぽさ、不安、抑うつなどの軽度の人格面の変化ではじまり、その後認知症に進行していく。多くの患者には、精神病症状もみられる。ハンチントン病でみられる身体的な症状は、最初は舞踏様運動、すなわち腕や足や顔の筋肉の特徴的な不随意運動で、その後、歩行障害や全身の筋力低下がみられるようになる。親がこの病気である場合、その子には五〇パーセントの確率で遺伝する。

ボクサー脳（ボクサー認知症）

ボクサー脳は、慢性の外傷による脳炎として、また「パンチドランカー」として知られる。ボクサー脳は、頭部の外傷による記憶の障害で、頭部への衝撃を繰り返して受けた場合にみられる。ボクサー脳では、アルツハイマー病患者にみられるタウ蛋白、すなわち神経原線維変化がみられる。またボクサー脳とアルツハイマー病では、似たような身体的な変化や記憶障害がみられる。しかしこのことが、二つが同じ病気であることを意味するわけではない。病理学的にアルツハイマー病とボクサー脳でみられる神経原線維変化は同じであるが、脳内で出現する場所が異なるのである(56)。ボクサー脳のもっとも一般的な症状は、認知症とパーキンソン症状（パーキンソン病であることも類似の神経症状であることもある）で、いずれも頭部への外傷がなくなって数年経ってからみられることがある。

脳に対する一度の外傷で認知障害がみられることがあるが、この場合には外傷性認知症《がいしょうせいにんちしょう》とよばれる。この病気の症状はボクサー脳と似ているが、場合によっては記憶障害が長期に続くことがある。その他には、脳の損傷を受けた場所によってさまざまな症状がみられる。

クロイツフェルト・ヤコブ病

クロイツフェルト・ヤコブ病は、急速に進行して死にいたるまれな病気で、一年間で約一〇〇万人に一人が発症する。多くは六〇代以降で発症して、一年以内に死亡する。研究者たちによれば、クロイツフェルト・ヤコブ病の原因はプリオンとよばれる変異した蛋白であるが、多くの場合は遺伝性はなく、危険因子はわかっていない。一方でアメリカの五〜一〇パーセントの患者は遺伝性で、プリオン蛋白の遺伝子変異によって発症している。まれではあるが、プリオン病の脳や神経組織が何らかの医学的な原因によって体内に入った場合にも、クロイツフェルト・ヤコブ病になることがある。この病気の飛沫による感染や、患者との通常の接触による感染は報告されていない。

クロイツフェルト・ヤコブ病は人畜共通の病気で、伝染性海綿状脳症《でんせんせいかいめんじょうのうしょう》としても知られる。「海綿状」とは、感染した脳にみられる特徴のことである。クロイツフェルト・ヤコブ病の脳を顕微鏡で見ると、空胞がスポンジ状（海綿状）といえるほど増えているのである[45]。

最近、変異型のクロイツフェルト・ヤコブ病がイギリスといくつかの他のヨーロッパ諸国でみられた。研究によれば、この変異型は、牛海綿状脳症《ぎゅうかいめんじょうのうしょう》、すなわち狂牛病の牛肉の摂取によって感染するという。

回復可能な認知症

いくつかの認知症は、その原因となる病気が治療されると、部分的あるいは完全に回復することがある。その一つの例は、正常圧水頭症《せいじょうあつすいとうしょう》である。正常圧水頭症はまれな認知症であるが、多くの場合は回復する可能性がある。この病気は脳内の髄液の貯留によって起きるが、多くの場合、その原因は不明だ。過剰な髄液を排出するための外科的な治療が行われることもある。

しかしながら残念なことに、このような治療可能な原因による認知症は認知症患者全体の一〇パーセント以下である[2]。つまり、回復可能な認知症は認知症全体からみれば少ないのであるが、それでも回復の可能性がある認知症をみつけてその治療を行うことは非常に重要である。

進行性の認知症であっても、介入をはじめることによって生活機能の悪化を防げることが多い。したがって、最適な介護を受けるためには、回復可能な認知症であっても進行性の認知症であっても、適切な時期に医師による診断を受けることが重要である。

回復可能な認知症の中で頻度が高いのは、薬物中毒、うつ病、そしてアルコール乱用である。高齢者が薬剤の内服を行っている場合には、薬剤の相互作用による副作用がもっとも危険だろう。二種類以上の薬剤が体に取り込まれると、互いに作用し合い、予想できない危険な副作用がみられる可能性があるからだ。平均的な高齢者は、処方薬を四種類以上と市販薬を二種類以上内服しているので、この問題が生じる可能性は低くない[20]。したがって、多剤併用——多数の薬剤を内服すること——による副作用は、認知機能が低下する原因として一般的なものだといえる。

回復可能な認知症のその他の原因として、ビタミン欠乏、感染、甲状腺機能異常、さらには神経変性疾患や代謝性疾患が挙げられる[18]。そしてこれらの原因がある場合には、その原因に対して適切な治療が行われると、症状は改善することが多い。したがって、進行性の認知症と診断される前に、この章でとりあげたような病気があるかどうかを確認してもらうことが重要である。

回復可能な認知症を進行性の認知症から見分けるには、回復可能な認知症の原因を列記した次のDEMENTIA の語呂合わせを使うといい。

D　薬物とアルコール　Drug and alchohol

E　気分障害　Emotional disorder
M　代謝性、内分泌性疾患　Metabolic and endocrine disorder
E　視覚、聴覚異常　Eyes and ears
N　栄養失調、正常圧水頭症　Nutritional deficiencies/normal pressure hydrocephalus
T　腫瘍、外傷　Tumors and trauma
I　感染症　Infection
A　動脈硬化症　Arteriosclerosis

高齢者と薬剤

全人口の一三パーセントを占める六五歳以上の高齢者は、すべての処方薬の約三三パーセントを消費している(64)。さらに最近の調査によれば、高齢者の三分の一は二カ所以上の医療機関からの薬剤を処方され、また一〇人中七人の高齢者は六カ月以上前の処方薬を内服しているという(4)。

高齢者は、多くの薬剤を長期間にわたって処方されていることが多く、これが誤った服用による事故につながることが多い。このように高齢者には多くの薬剤が使用されていて、また高齢者では薬物の代謝に変化がみられるので、高齢者に対して薬物治療が行われる場合にはとくに注意が必要である。

高齢者に薬剤の副作用がみられやすい原因として、加齢による生理的な変化、慢性疾患の合併、薬物の相互作用、そして薬物治療に対するコンプライアンスの悪さが知られている。多剤併用にははっきりとした定義がないことから、多くの医師は多剤併用という言葉を「臨床的な必要性を超えた薬剤の併用」と考えている。また注意すべきなのは、副作用が処方薬の使用だけでなく、市販薬やハーブ、ビタミン剤、サプリメントによってもみられることである。

多剤併用によって引き起こされる危険の一つが認知障害である。その他に、服薬ミスの増加、転倒、股関節骨折、うつ病、失禁なども、多剤併用によって引き起こされる可能性がある(50)。多剤併用と転倒については、第7章でさらにくわしく取り上げる。

自立した生活をしている高齢者を対象にした内服薬の使用に関する二一の研究によれば、二七パーセントの高齢者がベアーズ・リストに記載されている薬剤を処方されていた。ベアーズ・リストは、高齢者に対する効果が確認されていない薬剤や、高齢者では効果にくらべて副作用が大きい可能性がある薬剤をリストアップしたものである(6・7・63)［訳注　アメリカのベアーズらによって一九九〇年代に作られたのが始まりで、欧米では「高齢者に不適切な医薬品リスト」として広く使用されている］。このリストでは先ごろ、依頼を受けた国内の専門家委員会によって、四八種類の薬剤や薬剤群が、六五歳以上の高齢者に処方すべきでない薬剤として特定された(22)。

高齢者の薬剤使用に関する多くの研究によれば、理由ははっきりしないものの、女性が男性にくらべて多くの内服薬を使用しているという。また八五歳以上の女性では、男性にくらべて骨折や関節障害の有病率が高く、そのために日常生活に支障をきたす状態になっていることが多い。このために、女性では、より多くの鎮痛剤や安定剤が使用されている可能性もある(12)。

多剤併用が、高齢者の認知障害を引き起こすことはよく知られている。しかし残念ながら、多くの患者やその家族は、多剤併用がどの程度副作用の危険性を高めるのか、また多くの薬剤を指示どおりに内服することがどれくらい困難なのかを知らないだろう。二〜三種類の薬剤であっても、相互作用を避けるのは非常に困難なのである。もし、お互いに影響しあう可能性がある一〇種類もの薬剤を使用しているとすれば、その効果を予測することは事実上不可能だといえるだろう。

高齢者は、抗うつ薬、抗不整脈薬、降圧薬、鎮痛薬、強心薬などのさまざまな薬剤を処方されていることが多いが、このような薬剤はいずれも体内の血流を増加させることがあるので、併用すると作用が強くみられる可能性がある。そのような例として、起立性低血圧《きりつせいていけつあつ》（姿勢を変化させた場合の急激な血圧低下）が挙げられるが、これは、降圧薬の内服、利尿剤による脱水や電解質異常、抗凝固薬（血液の凝固の予防に用いられる）による出血、非ステロイド性抗炎症薬による胃腸障害、などによってみられることが多い。

一般に高齢者は、若い人にくらべて薬物代謝能が低下しているために、薬剤の影響を受けやすい。すなわち、高齢者では薬剤の作用が増強されて作用が長く続く場合があるので、薬剤選択や使用量を慎重に検討してもらう必要がある。(59)

加齢による薬物代謝への影響

加齢による薬物代謝への影響についてはいまだに解明されていない点も多いが、多くの研究者たちによって現在も研究が続けられている。以下に、これまでの研究によって明らかにされたことの中で重要なものを挙げる。

・高齢になると腎臓の機能が低下する。そのために、多くの薬剤の半減期（薬剤が体内で処理されて半分量になるまでの時間）が長くなる。

・高齢者の体では、割合として水分が少なく脂肪が多くなっていて、薬剤が水溶性であっても脂溶性であっても、体が必要とする薬剤量に影響を与えることになる。すなわち、代謝が遅くなり、薬剤は長時間にわたって体内に留まることになる。たとえば、心臓の治療薬であるジゴキシンは水溶性だが、高齢者での使用は少量にすべきである。ジアゼパム（不安の治療薬でアメリカではバリウムとしてよく知られる）［訳注　わが国ではセルシン、ホリゾンとして知られる］のような脂溶性の薬剤は、脂肪組織に広く行き渡るため結果として半減期が長くなる。したがって薬剤の効果は長く続くこととなる。

・加齢は、中枢神経系にも大きな変化をもたらす。たとえば、神経細胞と他の細胞間の情報を伝達するための神経伝達物質が減少する。その一つがアセチルコリンである。アセチルコリンは、脳内で記憶や学習や思考に関与する領域の神経細胞に存在しており、これらの領域の神経回路はアセチルコリンによって作動している。したがって、神経細胞のアセチルコリンが不足すると、精神機能に障害をきたして、認知症に進んでいく可能性がある。

・高齢者は向精神薬、すなわち中枢神経系に作用する薬剤、による長時間の強い鎮静に対して脆弱である。

不眠などに対して鎮静薬が使われることは少なくないが、鎮静薬によって混乱やせん妄《もう》が引き起こされることがある。経験的には、高齢者では短時間作用型の鎮静薬であっても長時間の効果がみられ、認知症に似た状態が引き起こされるという。このような場合には、中枢神経系に作用する薬剤を中止することによって、認知機能は大きく改善する[9・33・41]。

薬剤の相互作用による副作用を主治医がみつけやすいように、家族や介護者は、患者の内服薬やその量、投与スケジュール、さらには患者の変化をすべて記録することが望ましい。そしてその記録を、受診の際に持参するといいだろう。

ここで注意すべきことは、記録する「薬剤」や「内服薬」には、ビタミン剤やサプリメントやハーブなどのすべての市販薬を含めることだ。参考までに、ほとんどの薬局では義務ではないものの、医師から処方された薬剤をすべてコンピュータで記録しているので問い合わせることもできる。

またすべての医療関係者は、高齢者が中枢神経系に作用する薬剤を使用した場合には、その後の変化に十分注意を払うべきである。高齢者で使用されることが多いこのような薬剤に対して、高齢者の脳はとくに脆弱なのである[48]。

アルコール依存症

アルコールの乱用と、処方薬と市販薬を含む合法的な薬剤の乱用は、アメリカの高齢者における深刻な健康問題である。この問題はあまり注目されないが、アメリカの人口の中でも急増している六〇歳以上の高齢者の実に約一五パーセントにも蔓延しているのである[55]。

アメリカで入院している高齢者の約一パーセントはアルコール依存症であり、かかりつけ医による診察では六〇代以上の患者の多くに何らかのアルコール依存症の兆候がみられているという。しかしこの問題は、高齢者医療の現場ではいまだに過小評価されているのが実情だ。アルコールの問題がカルテに記載されていることはほとんどないが、実際には、アルコール依存症の高齢の患者は、アルコール依存症でない同年代の患者にくらべて入院と死亡の頻度が高いのである[19]。

高齢者のアルコール依存症は気づかれにくく、慢性疾患の経過中に目立ってくることや、生活上の変化をきっかけにして突然みられることがある。生活上の大きな変化としては、死別と退職が挙げられる。友人や最愛の人を失うことと職業上の変化は、孤独感、空虚感、不安感、さらには抑うつ感をもたらす。

そして、高齢者でのアルコール乱用はうつ病に関連することが示されている。実際に、新たにアルコール依存症になるのは、妻を亡くした高齢男性がもっとも多いという[25]。しかしこのような場合、彼らは自宅で一人で酒を飲むために周囲からなかなか気づかれないのである。

いかなる薬剤であってもアルコールと併用した場合には危険をともない、多剤を併用するとその危険はさらに増す。アルコール依存症では、肝臓の機能と全身の栄養状態に悪影響がもたらされるだけでなく、脳への直接的な毒性によって、精神状態にも悪影響がもたらされる。目立った問題がない場合には、高齢者がアルコール依存症を疑われることは少ないものの、アルコール依存症が高齢者にみられる問題の一つであることは徐々に認識されつつある。

アルコールの摂取はとくに高齢者では注意すべきであるが、それは加齢によってアルコールの体内での処理に変化がみられるためだ。アルコールの健康に対する影響は、加齢とともに大きくなるという[15]。その一つの根拠は、同じ量のアルコールを摂取しても高齢者では若い人にくらべてアルコールの血中濃度が高くなることだ。これは、体内の水分が加齢とともに減少して、アルコールを体内で希釈できなくなることによる。

アルコールの代謝は、年齢とともに遅くなる。またアルコールは、認知機能や空間的な認識や出来事の捉え方に変化をもたらすので、高齢者の転倒の危険性を高めることになる。さらに、アルコールを内服薬とともに摂取すると、疲労感や混乱を引き起こすことがある。したがって高齢者がアルコールを摂取する場合には、バランス感覚や協調運動、覚醒度に支障をきたさない程度にとどめるべきである。

アルコールに対する耐性も、年齢とともに低下する。したがって高齢者では、アルコールへの耐性が大きい若者にくらべて、協調運動の失調などのアルコールによる影響が長く続きやすい。

また高血圧や糖尿病などのいくつかの病気は、アルコールの摂取によって悪化する可能性がある。多くの処方薬に加えて市販薬やハーブも、アルコールとともに摂取すると危険で、ときには致命的となることもある。高齢者は多くの薬剤の内服していることが多いことから、この点はとくに注意すべきだろう。(54)

具体的な例として、アスピリンは胃腸からの出血を引き起こすことがあるが、その危険性はアルコールを摂取していると高くなる。風邪やアレルギーの治療薬である抗ヒスタミン薬は眠気をもたらすことが多いが、この作用もまたアルコールによって増強される。さらに毎日アルコールを摂取している人は、アセトアミノフェンによる肝障害を起こしやすい。アルコールを摂取すると、それが少量であっても判断力や協調運動や反応時間に支障をきたすので、仕事や家事の最中に、転倒や股関節骨折を起こす危険性が高まることも考えられる。しかしながらこれらの事故は、単に認知症が原因であると片付けられてしまうことも多いのが実情だ。(市販の咳止めシロップや下剤のなかには、アルコール含有量が高いものがある。)

加齢とアルコール依存症は、認知機能と運動機能に対して似たような影響をもたらすようだ。報告によれば、アルコール依存症は老化を加速させ、脳の早期の老化を引き起こす。フェファーバウム博士らのグループのＭＲＩ(磁気共鳴画像)の研究によれば、アルコール依存症の人ではそうでない人にくらべて脳の萎縮が強く、この違いは年齢を補正した場合にも認められたという。さらにこの違いは、生涯にわたる総アルコール摂取量が同じ場合であっても認められていた。この結果は、加齢によってアルコールに対する脆弱性が増すことを強く示唆するものといえるだろう。(49)

また別の報告によれば、アルコールの摂取量が多いほど前頭葉の萎縮が強く、このアルコール依存症による脳の萎縮は、高齢者にも若い人にも認められた。さらに高齢者のアルコール依存症では、若い人にくらべて、断酒中であっても認知機能が回復しにくいことがわかっている(62)。

アルコールは、医師による診断と治療を困難にする可能性がある。たとえばアルコールは心臓や血管に影響するが、その結果、心臓発作の危険な兆候である痛みが弱められる可能性がある。さらに飲酒は、高齢者のもの忘れを悪化させて混乱の原因となることがある。このような症状は、アルツハイマー病の症状と間違われる可能性もあるだろう。また糖尿病の人であれば、飲酒が血糖値に影響して混乱や傾眠状態をもたらすこともあるが、この状態もまたアルツハイマー病と間違われることがある。

さらにアルコールは、高血圧や潰瘍や糖尿病などを悪化させる。しかしながらアルコール依存症は、高齢者が混乱状態や記憶障害に対する治療を受けている場合であっても、見逃されることが多いのである。

米国国立衛生研究所の一機関であるアルコール乱用／依存症に関する研究所は、六五歳以上の高齢者に対して、飲酒を行う場合には一日に一杯にとどめることを推奨している。通常は、この程度の飲酒であれば、健康上の問題は生じない。

アルコール乱用の兆候

・気分を落ち着かせたり、悩みごとを忘れたり、憂うつな気分を改善させるために飲酒する。
・一気飲みをする。
・一日に二杯以上飲酒することが多い。標準的な一杯の目安は、一二オンス（約三四〇グラム）ボトルもしくは缶のビールやワインクーラー、五オンス（約一四〇グラム）のワイン、一・五オンス（約四〇グラム）の八〇度（約四〇パーセント）のスピリッツである。
・飲酒の習慣について、嘘をついたり隠したりする。
・飲酒中に自分や他人を傷つける。
・飲酒をしないと、イライラしたり、怒りっぽかったり、理性を欠いたりする。
・飲酒による医学的な問題、社会的な問題、経済的な問題がある。

せん妄

せん妄《もう》は一つの病気ではなく、急性の混乱状態をさす総称である。せん妄の精神状態は、数時間から数日のあいだに変化がみられ、そのあいだは認知機能が大きく障害される。せん妄は、緊急の治療を要する状態でありながら、その症状は認知症と区別が難しいことが多い。したがって、診断にあたっては、十分に評価を行うことが必要である(3)。

せん妄は脳の機能障害だが、一過性で、多くの場合は回復可能である。臨床的な特徴は、不安、注意維持の障害、幻覚、妄想、滅裂などだ。せん妄の症状は、見逃されたり、正しく診断されなかったりすることが少なくない。うつ病や急性の精神病、また単なる老化の一部であると誤診されることも多い（表1－1）。

せん妄は、急性疾患や慢性疾患をもつ高齢者に非常によくみられるが、臨床の現場では気づかれないことも多い。臨床の現場でせん妄に対する認識を深めるためには、精神症状の評価尺度を用いて認知障害を確認して、認知機能の変化がいつから始まり、その後どのような経過をたどったかを把握する必要がある。せん妄の原因としては、感染症、内服薬、内分泌・代謝障害、便秘、尿閉、さらには環境の変

表1-1　DSM-IV におけるせん妄の診断基準

・注意を集中し，維持し，転導する能力の低下をともなう意識の障害（すなわち環境認識における清明度の低下）．
・認知の変化（記憶欠損，失見当識，言語の障害など），またはすでにみられている認知症ではうまく説明されない知覚障害の出現．
・その障害は短期間のうちに出現して（通常数時間から数日），一日のうちで変動する傾向がある．

出典：Diagnostic and Statical Manual of Mental Disorders, fourth ed. 1995

化などが挙げられる。せん妄が正しく診断されないと、深刻な事態に陥る可能性がある。

精神的な変調をきたすような社会的・環境的な変化の中で、頻度が高く、見逃されることが多いのは入院だ。多少なりとも病弱で不安を抱える高齢者が、せわしなく慣れない病院の環境で見知らぬ人に囲まれることは、混乱や失見当の原因となる。[17]

せん妄が早期に発見された場合には、身体面や精神面の障害や後遺症を残さずにすむことが多い。次に挙げるような症状がある場合には、単なる認知症ではなく、せん妄である可能性が高い。

・認知障害の急速な発症
・失見当
・注意の障害
・意識の清明度の低下
・知覚の障害（たとえば幻覚）

次に挙げるような薬剤の副作用として、せん妄が見られることも多い。

・抗コリン薬（ぜん息から胃腸けいれん、乗り物酔いなどさまざまな病気の治療薬として使用される）

・抗精神病薬
・抗うつ薬
・ジゴキシン
・H_2ブロッカー（胃逆流、胸やけ、消化不良の治療薬）
・降圧薬

うつ病

うつ病は高齢者の気分障害としてもっとも頻度が高いが、高齢者では典型的な症状がみられずに、アルツハイマー病と間違われてしまうことが少なくない。高齢のうつ病患者は、身体的な不調を訴え無気力となる一方で、抑うつ的であることを否定することが多いのである。うつ病については、第4章でくわしく取り上げる。

内分泌・代謝疾患

認知症に関連した代謝障害として、体液や電解質の不均衡と、肝臓病や腎臓病が挙げられる。なかでもカルシウムとナトリウムの不均衡（過剰でも欠乏でも）は、混乱、性格変化、重篤な精神障害、そして認知症を引き起こすことがある。また血糖値や血圧が正常範囲から外れている場合にも、精神的な障害がみられることが多い。

高齢者は脱水に対してとくに脆弱で、短時間の嘔吐や下痢や、夏の暑さで脱水を起こして、混乱や失見当をきたすことがある。またいくつかの薬剤、なかでも利尿剤は、同じように混乱を引き起こすことがある。脳の細胞は脱水に対して敏感なので、混乱の程度は脱水の重症度の目安となるだろう。

いくつかの一般的な内分泌疾患が精神状態に影響するが、その代表的な例は甲状腺疾患である。甲状腺は、エネルギー消費量や蛋白の産生量を調整することによって、体の代謝に重要な役割を担い、さらにさまざまなホルモン間の反応を調整している。甲状腺疾患とは、甲状腺ホルモンの量が通常の代謝に必要とされる量にくらべて過剰であったり不足していたりする状態で、過剰にホルモンが産生された場合には甲状腺《こうじょうせん》機能《きのう》亢進症《こうしんしょう》になる。一方で甲状腺ホルモンが不足した場合には甲状腺《こうじょうせん》機能《きのう》低下症《ていかしょう》になるが、甲状腺機能低下症が治療されずにいると、身体的・精神的な障害が引き起こされて認知症と間違われるような精神状態になることがある。

加齢がそれだけで甲状腺機能に変化をもたらすわけではない。高齢者で合併症がある場合には、甲状腺疾患の診断や治療が困難なことがあるので注意が必要だ。

加齢に関連した内分泌・代謝疾患としては、その他に低栄養、コントロール不良な糖尿病、肝臓病が挙げられる。なかでも甲状腺疾患が重要なのは、甲状腺機能亢進症をもつ高齢者の六〇パーセントにうっ血性心不全がみられるためだ。甲状腺機能亢進症では、その他に難治性の心房細動（心房が不規則に鼓動する病気）、体重減少、うつ病、昏睡状態、認知症、混乱状態などがよくみられる。[31]

感覚障害

脳は、外部からの情報をさまざまな感覚として受けとる。したがって、感覚の障害は、情報の処理能力の低下をもたらす。耳が聞こえにくくてもそのことを認めたがらず、補聴器を持っていても使いたがらない人がいる。しかしながらこのような人は、補聴器を使用しないと情報を正確に処理することができないのである。そのため周囲からは、混乱していたり認知障害があるようにみえてしまうこともあるだろう。

栄養失調

ビタミンは健康を維持するために欠かせないもので、ビタミンが欠乏すると脳の重要な部分が障害を受けることがある。とくに欠かせないのは、細胞の代謝に必要なビタミンB群である。高齢者は栄養不足であることが珍しくないが、とくにビタミンB_{12}の欠乏は危険だ。ビタミンB_{12}の欠乏は、栄養障害による回復可能な認知症の原因としてもっとも多いのである[8]。

ビタミンB_{12}欠乏の症状は、平衡感覚の障害、抑うつ、混乱、記憶力の低下などである。ここで改めて強調したいのは、進行性の認知症と診断を下す前に、その他の病気の可能性がないことを確認することの重要性だ。

五〇代以上の最大で約三〇パーセントまでが、萎縮性胃炎《いしゅくせいいえん》の可能性がある。萎縮性胃炎では、消化管に生息していて消化に不可欠な腸内細菌の増殖がみられ、そのために食事中のビタミンB_{12}を正常に吸収できなくなる。しかしながら、萎縮性胃炎であっても栄養強化食品やサプリメントに含まれる合成型のビタミンB_{12}を吸収することはできる。したがって、五〇歳代以上の人は、ビタミン剤や栄養強化食品でビタミンB_{12}を摂取するといいだろう。研究者たちは、ビタミンB_{12}欠乏と認知症についての研究を長期にわたって行ってきたが[16]、このような研究によれば、ビタミンB_{12}欠乏は神経細胞のシグナルを伝達する神経伝達物質の代謝に必要な基質の量を低下させる可能性があるという。そしてこの神経伝達物質の減少によって、認知障害をもたらされる可能性が考えられている[26]。

ビタミンB_{12}の摂取は基本的に無害である。全米科学アカデミーの医学研究所はビタミンB_{12}の許容摂取量を設定していないが、これは過剰摂取によって毒性がみられる可能性がきわめて少ないためだ。五〇代以上の最大で約三〇パーセントまでの人では、たまごや乳製品や他の動物性食品に含まれる蛋白結合型のビタミンの消化機能の低下がみられ、これは食習慣によるものではないことがわかっている。したがって、五〇歳代以上の人は、ビタミンB_{12}のサプリメントや栄養強化食品を使用することが望ましい。前出の医学研究所では、「健康な人では、過剰なビタミンB_{12}を食事や補助剤から摂取することによる副作用の報告はない」としている。さらに菜食主義で肉だけでなくたまごや牛乳の摂取も行わない人も、補助剤によるビタミンB_{12}の摂取が必要である[27]。

大量の飲酒を長期間続けている人では、ビタミンB_1（チアミン）が欠乏していることがある。ビタミンB_1欠乏は、慢性のアルコール依存症患者にみられるような精神的・身体的な問題を引き起こす。また一方で、ビタミンB_{12}の不足が栄養失調や吸収《きゅうしゅう》不《ふ》良症候群《りょうしょうこうぐん》やさまざまな消化器疾患などによって生じることもある。

正常圧水頭症

正常圧水頭症《せいじょうあつすいとうしょう》は、脳脊髄液の循環不全によって徐々に進行していく脳の病気である。脳脊髄液とは脳の隙間に存在する液体のことで、正常圧水頭症ではこの脳脊髄液によって脳の組織が圧迫される。正常圧水頭症の患者は、障害された脳の場所によって、一部もしくはすべての脳の機能を失うことがある。

正常圧水頭症の原因は、脳脊髄液の循環障害である。具体的には、頭部外傷、脳手術、感染（髄膜炎など）、脳の血管や動脈瘤からの出血などがその原因となる。しかしながら、原因がわからないことも多い。正常圧水頭症が治療されると、多くの場合は認知症の状態からの回復がみられる。正常圧水頭症は、すべての認知症患者の約五パーセントにみられるという[61]。

感染症

高齢者にとって感染症が大きな脅威であることは、あまり知られていない。高齢者の感染症は、症状が典型的でなく、診断が難しいことがある。とくに診断が見逃されることが多いのは、熱が出ない場合と検査で異常値がみられない場合だ。高齢者では、精神状態の変化や身体機能の低下だけが感染の症状であることも多い。

肺炎による死亡者のうち、約九〇パーセントは六五歳以上の高齢者である。インフルエンザで死亡するのもおもに高齢者だ。高齢者の肺炎は診断が難しいことが多いが、これは、高齢者では症状が目立たないことが多いためである。そしてその結果、抗生剤による治療が遅れて高い死亡率につながるのである[13]。

尿路感染症《にょうろかんせんしょう》は、高齢者における細菌感染症と菌血症（細菌が血液内に侵入した状態）の原因としてもっとも頻度が高い。とくに尿道カテーテルが使用されている高齢者や、神経因性膀胱のために尿の貯留が多くなっている高齢者は、尿路感染症を起こしやすい[35]。

神経因性膀胱は、正常な膀胱の機能が失われた状態で、神経系の障害によって引き起こされる。神経系が障害されると膀胱の機能が低下して、膀胱を収縮して尿をすべて出すことが難しくなる。また反対に、膀胱が過活動になって、膀胱が急に収縮したり繰り返し収縮してしまうこともある。

神経因性膀胱の原因として、男性の前立腺肥大や、女性の膣萎縮が挙げられる。女性で膣萎縮が起きると、尿をすべて出して膀胱を空にすることができなくなる。そしてその結果、膀胱に細菌が定着して、無症候性の細菌尿（尿中に細菌が増加した状態で、強い尿意や頻尿の原因となる）や尿路感染が高い頻度でみられることになる(66)。

認知症の人に、無気力や興奮やその他の精神状態の変化がみられた場合には、それが肺炎や尿路感染の最初の兆候であることも多いので注意が必要だ。

動脈硬化症

動脈硬化症《どうみゃくこうかしょう》は、心臓や血管などの心血管系の病気の一つである。動脈硬化症では、静脈と動脈が肥厚して弾力性が低下するために、脳に十分な血液を送れなくなる。そしてその結果、脳細胞が障害をきたして、小さな脳卒中や梗塞が引き起こされる。最終的には、血管性認知症の一つである多発脳梗塞性認知症（七ページ参照）になることが多い。

医師にとっても、回復可能な認知症と進行性の認知症を見極めることは難しいことが少なくないが、これは、認知症の症状が高齢者のもつさまざまな身体疾患によって修飾されるためだ。たとえば、うつ病や薬物中毒でみられる症状は、初期のアルツハイマー病や血管性認知症の症状に非常に似ていることがある。しかしながら、病気によって、治療法とその後の経過は大きく異なってくるのである。

高血圧と認知症

高血圧が脳卒中の原因となり、脳に障害をきたすことはよく知られている。そして高血圧患者は、世界で約六億人もいるのだが、問題なのは、症状が目立たないために、何億人もの人が自分が高血圧であることに気づいていないことである。高血圧は、症状が目立たないために「沈黙の病気」とも言われる。しかし高血圧があると心臓病や脳卒中を起こす危険性が高まるので、決して放置してはならない[39]。血圧は、おもに心臓から拍出される血液の量と動脈の太さと動脈の状態によって決まる。血圧に影響を与えるその他の因子には、体内の水分量、塩分量、腎臓の状態、神経系の状態、血管の状態、その他のホルモンの値など、さまざまなものがある。

原因が特定できない高血圧は本態性《ほんたいせい》高血圧《こうけつあつ》とよばれる。本態性高血圧は、遺伝や環境因子だけでなく、食塩摂取量などの食習慣によっても引き起こされる可能性がある。一方で、原因が特定できる高血圧は二次性高血圧とよばれる。二次性高血圧の原因には、副腎腫瘍や腎臓病、経口避妊薬などの薬剤、その他の化学物質などさまざまなものがある。

これまでの多くの研究によれば、食事量、栄養量、コレステロール値、体重、運動量、血圧を標準的に保つような生活習慣は、アルツハイマー病や血管性認知症を予防するとともにその発症を遅らせるという。また、二〇〇四年にフィラデルフィアで開かれた第九回国際アルツハイマー病会議では、心臓発作の危険因子が、同時に認知症の危険因子であることが示された。

さらに一五〇〇人の中高年を対象として最近行われたフィンランドの長期試験でも心血管障害と認知症に関係があることが示され、この二つの関係はとくにこの数年で非常に強調されるようになった。この研究によれば、運動を行っている中年層では、アルツハイマー病やその他の認知症になる可能性が非常に低かった。この研究は、身体的な活動と晩年の認知症との関係が長期にわたって続いていることを明らかにした初めての研究である。具体的には、週に二回以上の運動を行っている中年層はそうでない

人にくらべて、認知症になる確率が五〇パーセントも低く、アルツハイマー病になる確率が六〇パーセントも低かった。(32)

血管系の病気と認知症には関連があるので、心臓に対して好ましいことは脳に対しても好ましいといえる。このことは、医療関係者だけでなく一般の人も知っておくべきだ。心臓にとって好ましい食習慣と適度な運動を続けることは、認知症を強力に予防することにもなるのである。

高血圧は、一度だけ測定した血圧ではなく、時間を変えて何度も測定した血圧によって診断される。収縮期血圧（心臓が収縮して血液を全身に送り出しているときの血圧）が常に一四〇以上である場合や、拡張期血圧（心臓が拡張しているときの血圧）が九〇以上の場合には、高血圧と診断される。収縮期血圧と拡張期血圧はどちらも同じように重要で、一方の値が上昇している場合であっても高血圧と診断される。

高血圧の診断と治療ガイドラインによる基準は、次のとおりである。

高血圧予備軍　収縮期血圧が一二〇〜一三九、もしくは拡張期血圧が八〇〜八九
Ⅰ度高血圧　収縮期血圧が一四〇〜一五九、もしくは拡張期血圧が九〇〜九九
Ⅱ度高血圧　収縮期血圧が一六〇以上、もしくは拡張期血圧が一〇〇以上

高血圧予備軍の人は、高血圧になりやすい。しかしながら多くの高血圧は、禁煙、減量、アルコール摂取量の適正化、適度の運動、食習慣の改善などの生活習慣の改善によって予防できる。たとえわずかな生活習慣の改善でも、リスクを抱える人にとっては効果が大きい。

高血圧を放置すると、脳卒中、血管障害、心臓発作、心臓病、腎臓病などが引き起こされることがあ

る。高血圧の治療に先立って、医師は内臓の状態や他の危険因子を調べるための検査を行うだろう。その検査には、心電図、尿検査、血算、血液生化学などが含まれる。また血液生化学検査には、カルシウム、ナトリウム、クレアチニン、空腹時血糖、総コレステロール、善玉コレステロールともよばれるHDLコレステロールなどが含まれる。さらに診察の結果、その他の検査が追加されることもあるだろう。

認知症は、患者とその家族と社会に大きな負担をもたらす。しかしながらいくつかの研究によれば、認知症患者の半数以上はその診断を受けていないという(46・60)。認知症にはさまざまな原因があり、その原因が取り除かれれば認知症が劇的に改善することもある。したがって、徹底した医学的な評価に基づいて適切な治療計画が立てられ、それが実行されることがきわめて重要なのである。

第2章　認知症の初期の兆候か？
――軽度認知障害について

認知症の最大の危険因子は加齢であり、高齢者の認知症のリスクは年齢とともに増していく。推計によれば、六五歳以上の高齢者では約一一パーセントが、八五歳以上の高齢者では約半数が認知症である。(7)長いあいだ、研究者たちの興味を惹いてきた疑問は、なぜ認知症になる人がいる一方で、認知機能が健康な状態のまま生涯を終える人がいるのかという点だ。なかには、非常に高いレベルの認知機能を最後まで維持している高齢者がいて、このような人はその「切れ味」を失うことはない。一方で、身体的な能力の低下とともに認知機能がはっきりと低下していく高齢者もいる。実はその他に三番目のグループがあるのだが、この人たちには年齢的に考えられるよりも大きな記憶の問題がみられる。しかしながら、このような記憶の問題がすべてアルツハイマー病の診断基準を満たすとは限らず、その中には軽度《けいど》認知障害《にんちしょうがい》とよばれる状態の人がいる。

軽度認知障害の特徴は、記憶障害がみられることと、その他の認知機能が正常であることだ。(37)科学者たちによれば、軽度認知障害は通常の老化とアルツハイマー病の中間の状態であり、記憶の問題によってのみ診断される。また軽度認知障害は、記憶の過程と記憶に関連する神経細胞が、一般的な認知症であるアルツハイマー病に進む前の段階にあり、ゆっくりと悪化している状態である。最近の研究によれば、七五歳以上での軽度認知障害の割合はかつて考えられていたよりも高く、約二二パーセントにも達するという[25]。

軽度認知障害は、加齢にともなう通常の記憶の変化とは異なる。健常な高齢者でも、物を置き忘れたり友人の名前や駐車場所を忘れたりするなど、一時的に間違えることがある。しかしながら軽度認知障害でみられる記憶障害は、このような一時的な間違いとは違って、より持続的で生活に大きな支障をきたす。軽度認知障害の高齢者は、少し前の情報を思い出すことが非常に難しい。また研究目的でテストを行うと、この人たちは加齢にともなう通常の記憶の変化を持つ人たちにくらべて、読んだ文章や目にした簡単な絵を思い出すことが非常に困難である。しかしまた別の研究によれば、軽度認知障害の人の多くは認知症に進行しないことや、軽度認知障害から正常な認知機能に戻る人がいる可能性も示されている。このようなことから、研究者たちは、軽度認知障害はかつて考えられていたよりもはるかに複雑で、単なるアルツハイマー病の前段階ではないと考えている[16]。

診断基準――兆候と症状

二〇〇一年に米国神経学会は、記憶障害を早期にみつけるためのガイドラインを公表した。学会によって示された軽度認知障害の診断基準は以下のとおりである。

・自覚的な記憶障害の訴えがあり、できれば他人によってそれが確認されること

・正常範囲を超えた記憶障害があり、それが標準化されたテストで検出されること
・全体としては正常な思考能力と論理的能力が保たれていること
・日常生活能力が保たれていること
・認知症ではないこと

しかしながら、この診断基準にしたがうと、わずかに検出される記憶障害の診断について問題が生じてしまうのも事実だ。

多くの高齢者には軽度の知的能力の低下がみられることから、その研究に対する関心は年々高まっている。このような研究の対象には、単一の記憶障害、初期の認知症、老年期にみられる良性の健忘、さらには加齢にともなってみられる認知機能の低下などが含まれる。そして高齢者では、生理的にも脳のさまざまな機能にゆっくりとした変化がみられることがわかっている。このような変化には、学習効率や新しい情報の記憶力の低下、作業記憶（短時間のあいだに必要とされる情報、すなわち買い物の後に駐車場所を覚えているかどうかなど）の低下、言語能力の低下（つづりの間違い、名詞が思い出せないなど）、いくつかの作業を同時に行うこと（電話で話しながらコンピュータを操作するなど）の困難さなどが含まれる。一方で、メイヨ・クリニックの研究によれば七〇歳以上の高齢者の約一二パーセントが軽度認知障害で、軽度認知障害の人はそうでない人にくらべて、三〜四倍ほどアルツハイマー病になりやすいのだという。[43]

軽度認知障害の人には記憶の問題がみられ、これは認知症ほど目立つものではないが、単なる加齢による変化ほど目立たないものでもない。ここで重要なことは、多くの軽度認知障害の人が最終的には認知症になる一方で、認知症にはならない人もいるということだ。

記憶力は、全般的な認知機能の中でも重要なものだ。また、認知機能の低下（とくに記憶障害）は、老人ホームの入所にあたっての大きな問題となる。認知障害がみられる危険性は、加齢とともに高くなることが知られている。科学者たちによれば、加齢とともに、注意、言語、学習、記憶などの複雑な認知機能が低下していく。そしてこのため多くの高齢者では、車の運転やお金の管理などの日常的な作業の能力が低下し、高齢者はそのことを心配してストレスを感じるようになる。さらにこのような状況は、友人や最愛の人からの孤立、そして社会からの孤立をもたらす。最悪の場合には、最初は加齢にともなう通常の変化とみられていた問題は軽度認知障害と考えられるようになり、最終的にアルツハイマー病になってしまうこともある。

軽度認知障害の人には記憶の問題がみられるものの、全体としてアルツハイマー病でみられるような言葉や理解の障害はみられない。また混乱をきたすこともない。つまり、軽度認知障害の人には通常の高齢者にくらべて記憶の問題が大きいものの、単に日常生活を送る上では、アルツハイマー病でみられるような対応に困る症状はみられない。

軽度認知障害が疑われる人では、元々の人格や社会性は保たれている。軽度認知障害の人は、最近の出来事や最近の会話の細かい内容、たった今会っていた人の名前などが思い出せないが、この記憶の問題は最初の段階では深刻にはみえない。軽度認知障害の診断は難しいが、それは医師によって脳の障害が確認されたとしても、さらに、複雑に絡み合う多くの加齢による変化が評価されなければならないことによる。

軽度認知障害を見分ける

初期の認知症の場合、最初の診察では、さまざまなレベルの認知機能と生活機能が混在していることが多い。たとえば、道に迷わずに運転することができて、忘れることなく薬を飲むことができる一方で、少し前のことを思い出す試験では四つのうち三つを思い出せないことがある。専門家たちは、軽度認知障害が疑われる患者を診断するための方法の開発を進めていて、とくに記憶障害があるもののアルツハイマー病の診断基準は満たさない高齢者についての研究を続けている。軽度認知障害と同年代の健常者とを比較した画像研究からは、有力な結果が得られている。研究者たちによれば、海馬（学習と記憶に関与する脳の部分）が小さく、加齢とともにその萎縮が急速に進む人では、認知機能の低下がみられやすいというのである。(6) さらに最近の研究では、アルツハイマー病のリスクがある人を、軽度認知障害になる前に同定することができる可能性も示されている。(39)

現時点で、軽度認知障害の高齢者は、次のような特徴を示すことが知られている。

- 脳の神経細胞の数が明らかに減少している。
- 学習と記憶にとって重要な領域である海馬に隣接し、重要な記憶中枢である嗅内野皮質の体積が減少している。
- アルツハイマー病で最初に病変がみられる場所の一つである海馬が萎縮している。

このような変化は、きわめて初期の認知機能の変化に関連しているようだ。またこのような変化がみられることは、軽度認知障害やアルツハイマー病による脳の障害が、診断にいたるかなり前から始まっていることを強く示唆するものだといえる[38]。

科学者たちは、軽度認知障害をその原因によって、すなわち変性であるのか、血管性であるのか、精神的なもの（とくにうつ病）であるのか、医原性であるのかによって分類してきた。さらに、認知機能の中で何がもっとも障害されているのかによっても分類してきた。その中で、おもに記憶障害によって特徴づけられる一群は、記憶障害をともなう軽度認知障害、あるいは健忘《けんぼう》型《がた》軽度《けいど》認知《にんち》障害《しょうがい》とよばれ、とくにアルツハイマー病に進展する可能性が高い。

別のタイプの軽度認知障害では、その他の認知機能、すなわち言語能力や視空間認知などに障害がみられることがある。なお認知症であれば、このような障害がみられた場合にはアルツハイマー病以外の変性疾患、たとえば前頭側頭型認知症やレビー小体型認知症や血管性認知症などである可能性が高い。（ワシントンDCで開催された「世界アルツハイマー病会議二〇〇〇」では、良性のもの忘れとアルツハイマー病を鑑別する方法についての大きな進展がみられた。）

通常の脳の老化と軽度認知障害とアルツハイマー病

通常であっても、加齢とともに脳を含めた全身に多くの変化がみられるようになる。その中で、思考や推理や感情といったさまざまな機能を支配する高度に特化した器官である脳において、一般的にみられる変化は、神経細胞の萎縮である。（この変化は、記憶、学習、計画の立案、その他の複雑な精神活動を支配

表２－１　通常の認知機能の低下と軽度認知障害の比較

通常の認知機能の低下	軽度認知障害
学習速度が低下する	記憶の問題が進行していく
情報を頭にとどめておく能力が低下する	判断力と推理力は保たれる
言語能力が低下する，たとえばつづりの間違いや名前のど忘れなど	日常生活動作は完全にできる
複数の作業を同時に行うことが難しくなる	認知症ではない

する脳の領域でとくに目立つ。）

このような変化は、基本的に情報処理の能力を低下させることになる。そしてその結果、ものごとを思い出す能力やその他の脳の機能が影響を受ける。この経過は、「加齢に関連した認知機能の低下」とよばれる。しかしながら、脳のすべての機能が同じように障害されるわけではない。また一部の高齢者では、このような変化がほとんどみられないことがある。

加齢にともなってみられる脳の生理的な変化には、次のようなものがある。

・アルツハイマー病にくらべれば少ない量の老人斑や神経原線維変化
・脳の組織での炎症の増加
・フリーラジカルによる障害の増加。フリーラジカルは、ほかの分子と結合しやすい反応性の高い分子である。このフリーラジカルは、体の中で産生される場合と、汚染物質や毒素によって、具体的には喫煙などによって、外部から取り込まれる場合がある。フリーラジカルが過剰に蓄積すると神経細胞が障害を受けることになる。

健常な高齢者でも、生理的な変化に気づくことがあるだろう。たとえば、新しいことを学んだり昔のことを思い出したりするのに、時間がかかるようになったときだ。そして一時的にはいらいらすることがあるかもしれないが、生理的な変化であれば日常生活に支障をきたすことはない。

脳の通常の老化に関する最新の知見

かつては、記憶、学習、思考、判断などの能力、すなわち認知機能は、通常であっても加齢にともなって大きく低下するものと考えられていた。しかし一連の研究によれば、多くの人は高齢になっても意識は清明で知的な能力を維持しており、認知機能が大きく低下した場合には病的なものであることが示されている。そして記憶力が大きく低下して、その他の認知機能や人格などにも変化がみられた場合には認知症が疑われることになる。

脳の通常の老化に関する研究への関心が高まっている。最新のデータによれば、高齢になってもほとんどの脳領域の構造は正常な状態を保っている。すなわち、かつて考えられていたように年をとるとともに脳全体の神経細胞が失われていくということはない。ジョンズ・ホプキンス大学の神経内科と神経科学の教授で、ザンビル・クリーガー脳研究所医科大学の学長であるマッカーン博士は次のように述べている。「神経細胞の減少はかつて考えられていたよりもはるかに少なく、みられたとしても一部の領域に限られ、記憶に重要な領域にはほとんどみられない」[27]

さらに脳の中では、海馬のように高齢になっても新しい神経細胞が作られることがある。しかしその一方で、脳には、加齢とともに細胞レベルや分子レベルでの変化がみられるという報告も増えている。[29・42]そしてこのような変化は、高齢者にみられる脳の機能の低下をもたらすことになる。具体的には、認知症ではない記憶障害や認知機能の低下、舌先現象（「のどまで出かかっているのに思い出せない」現象）、視覚や聴覚や味覚の障害、睡眠リズムや睡眠の質の変化などがみられるようになる。

高齢になると、最近の出来事の記憶が正確さを欠くようになることが多い[18]。さらに健康な高齢者であっても、注意力の低下がみられることが多い。この高齢者にみられる記憶の問題のおもな原因は、余計なものを無視できなくなることである。カリフォルニア大学バークレー校で行われている加齢と記憶に関する研究の主任研究員であるガザレー博士は次のように述べる。「余計なものを無視することができなくなると日常生活にさまざまな支障をきたす。すなわち、運転、社会的な交流、読書などに支障をきたし、その結果、生活の質にも大きな影響を与えることになる[17]」

認知症と診断されるほど重度ではないものの、通常の加齢にともなう認知機能の変化にくらべれば、明らかな認知機能の問題や記憶の問題がみられる人たちがいる。このような人は、たとえば意志決定をする、家族や友人の名前を呼ぶ、自分の身の回りのことをするといったことには問題がないのに、記憶には明らかな障害がみられる。つまり、日常生活の中では記憶の問題だけがみられ、アルツハイマー病の診断に欠かせないその他の認知障害はみられないのである。このような人が軽度認知障害と診断される。なお、軽度認知障害の多くがアルツハイマー病になっていく一方で、すべての軽度認知障害がアルツハイマー病になるかどうかは現時点では不明である。

高齢者の知的な能力を保ち、さらに改善するためには、心身の健康とさまざまな機能を維持することが必要だ。そのために推奨される生活習慣や社会的な活動は、以下のようなものである。

・定期的な運動を習慣にする。定期的な運動は、高齢者にみられる多くの病気、たとえば糖尿病、高血圧、冠動脈疾患《かんどうみゃくしっかん》、骨粗鬆症《こつそしょうしょう》、大腸がん、肥満、うつ病などの予防と治療に効果的である[46]。二〇

〜三〇分のウォーキングを週に三〜四回行うと、心臓の機能が改善して、筋力が維持され、骨粗鬆症の危険性が低下する。

・読書をする。新しい技術を習得する。ボードゲームや、戦略の計画や工夫が必要なその他のゲームをする。

・家族や友人との関係を深めて、社会的なつながりを強化する。ボランティアを行う。(多くの情報を得るには、高齢者向けの支援機関に連絡するといいだろう)

・果物や野菜や穀物を多く摂取するとともに脂肪や砂糖の摂取を減らして、栄養状態を改善するとともに病気に対する抵抗力を高める。病気に対する抵抗力を高めるその他の方法には、指示にしたがってインフルエンザや肺炎球菌のワクチンを接種する、適切な血糖値とコレステロール値を保つ、体重と血圧を正常範囲内に保つ、といったものがある。手洗いをすることも大切だ。

軽度認知障害の何が議論になっているのか?

現在、多くの医師は軽度認知障害について、アルツハイマー病を発症する危険性が高い状態、あるいはアルツハイマー病への移行状態と考えている。しかしながらその定義が明確ではないために、結果として、認知症に対するあいまいな見方を広めることにもなってしまっている。さらにこのあいまいさは、古くからある高齢者に対する型にはめた見方、すなわち高齢者は病弱で混乱していて、新しいことを何も学ぶことができず、管理されることが必要だ、という見方を続かせることになってしまう。そしてその結果、本来の記憶障害の意味があいまいなものになり、認知障害のある人が評価を受けるための貴重な時間が失われることになってしまっているのである。

軽度認知障害は、うつ病や脳血管障害とのあいだに強い関連がみられるが[25]、これらがいずれも治療可能な状態であることはよく知られている。また自転車や水泳や歩行などの運動による呼吸器や循環器の機能の維持は、高齢者の全般的な認知機能や注意力の維持にもつながる[4・32]。

軽度認知障害を早期に発見することには、次のような大きなメリットがあるだろう[35]。

・その人自身や介護者が将来の計画を立てるきっかけになる
・治療方針を話し合うことができる
・社会的な支援体制を作りあげることができる
・生活環境を整えることができる
・遺書を作成し、代理人を指定して、医療委任状を委託することができる

軽度認知障害は比較的新しい診断名で、今なお医療界でもその診断の妥当性を疑問視する声は少なくない。現時点では、軽度認知障害の人がアルツハイマー病の前段階であるのか、それともその他のまれな原因による状態であるのかを完全に見分けるためには、長期的なフォローアップを行い最終的に剖検を行うしかない。

記憶障害（健忘型軽度認知障害）が主訴であったとしても、その診断が難しいことがある。高齢者には知覚障害、すなわち視覚や聴覚の障害がみられることが多いからだ[31]。さらに、医師の診察を受けるどのくらい前からどのような症状があったのかをはっきりと確認できることはほとんどないのである。

軽度認知障害の診断と治療にあたってのもう一つの障害は、医療関係者や多くの一般人のあいだに広がっているある誤解だ。それは、高齢者であればかなりの記憶障害がみられてもふつうのことだというものである。この誤解が払しょくされなければ、症状がみられてから医学的な評価と治療を受けるまでの長い時間的なギャップは続くことになるだろう。

ほとんどの高齢者にみられる認知機能の低下というのは、わずかなものである。一方で研究によれば、六五歳以上では全人口の約一〇パーセント、八五歳以上では全人口の約半数までの人が、アルツハイマー病やその他の認知症である。そして今後、アメリカの高齢者人口が増えるとともに、アルツハイマー病はさらに増えていくことが予想されている(1)。

認知障害が高齢者にみられる場合、その原因はさまざまで、なかには回復可能なものも少なくない。考えられる原因としては、次のようなものが挙げられる。

- 薬剤の影響
- 老年期のうつ病
- 内分泌疾患
- 脳卒中
- 正常圧水頭症
- アルコール依存症

認知機能が軽度に障害されただけの人は、身の回りで起きていることを隠すのが上手い。さらに家族は、最愛の人にみられる記憶の問題を、年齢やストレスによるものだと考えたり、ただのうっかりミスだと考えて無視してしまうことが多い。しかしかかりつけ医によって標準的なテストと（家族が患者に教えることができないように）個別の面接が行われた結果、持続的な認知障害や悪化の傾向のある認知障害であると診断され、治療が開始されることもあるだろう。

もの忘れにはさまざまな原因があるので、その原因について画一的な説明をすることはできない。最初の重要なステップは、専門家の診察を受けて、その原因を明らかにすることだ。原因が明らかになれば、患者本人と家族はその対処法を考えることができるのである。

高齢者にみられる認知障害の二大原因

回復可能な認知症の原因としてもっとも一般的なのは、薬剤による副作用とうつ病である。高齢者は、若い人にくらべて薬剤による認知障害をきたしやすい。これは、高齢者では年齢や病気による脳の化学的な変化、内臓機能の変化、薬物代謝の変化などがみられるためだ。たとえばせん妄、すなわち急性の混乱状態は、薬物の毒性との関連がもっともはっきりした認知障害である。また、薬物毒性に関連した認知症の報告もある。薬剤による混乱状態を回避するためには、多剤併用を行わず、「少量から開始してゆっくりと増量する」という原則にしたがうことにつきる(30)。

うつ病に対しては偏見があるために、患者がその症状を隠そうとすることが多い。しかし、多くの報告によれば、うつ病は認知症や認知機能低下の危険性を高める(22)。

多くの薬剤を同時に服用すること、すなわち多剤併用は、副作用との関連が非常に大きい。高齢者は、高血圧、糖尿病、関節炎、心血管疾患などの慢性的な病気を抱えていることが多い。そしてそのために、六五歳以上の人は、ほかのどの年齢層よりも多くの処方薬や市販薬を使用している。[21] アメリカの高齢者たちは平均的にいって、年に三〇億ドル（約二七〇〇億円）もの処方薬を消費していて、これはすべての処方薬の三〇パーセントにあたる。さらにこの人たちは、すべての市販薬の四〇パーセントをも消費している。（平均的な高齢者は、一日の平均で四つの処方薬と二つの市販薬を内服している。）また、八五歳以上の高齢者の服薬状況を調査した別の研究によれば、高齢者は処方薬の約二倍の市販薬を使用している。[12]

高齢者は、ハーブやその他のサプリメントを使用していることも多い。しかし高齢者は、このような「補完代替医療」を使用していることを医師には伝えず、医師もまたその使用について確認しないことが多い。そしてその結果、相互作用についてよくわからないままに高齢者が多くの薬剤を内服する危険性が高くなってしまうのである。加齢による薬物代謝の低下を考えると、処方薬とハーブの相互作用による副作用は高齢者でもっともみられやすいといえるだろう。[40] このことは、薬の副作用のためにクリニックや病院を受診するのは、子供や若い人にくらべて高齢者が一貫して多いという事実によっても裏付けられる。[47]

薬の副作用

複数の薬剤を同時に服用すると、相互に作用して問題となる副作用や危険な副作用がみられる可能性がある。[14] 薬を服用している高齢者にみられる問題の中で、もっとも危険が大きいのは、薬による相互作用だろう。

高齢者たちが処方薬による大きな恩恵を受けていることは疑いようもないが、薬物による治療はこの数十年のあいだに非常に複雑になった。使用される薬剤は年々増え、すでに使われている薬剤については新たな使用法が次々と明らかになっている。以前であれば障害が残っていたような多くの病気が、今日では薬でコントロールされるようになってきたのは事実だが、一般的にこのような恩恵は何らかのリスクをともなうものである。薬剤については、誤った使用や相互作用によって、重大な結果がもたらされる可能性が考えられる。

医師は、高齢者に新たな薬剤を処方する前に、その患者が使用しているすべての薬剤を把握する必要があるだろう。メリーランド大学薬学部の高齢者健康プログラムの前リーダーであるフェインバーグ博士は次のように述べている。「高齢者は、そのときに服用している薬剤を確認されることなく、次の薬剤を処方されることが多すぎる」

薬剤は体の中で、吸収、分布、代謝、排泄という四つのプロセスの中で効果を発揮するが、加齢にともなう身体的な変化はこれらのプロセスに影響を与える。たとえば、加齢とともに体内の脂肪の量が増える一方で筋肉や水分の量が減少することによって、薬剤の分布が変化する。また、肝臓や腎臓の機能低下は、薬剤の代謝や排泄に影響を与える。すなわち、加齢にともなうこれらの身体的な変化は、薬物の必要量を変化させることになる。加齢にともなう変化によって薬物の吸収や分布が減少することを考えると、高齢者ではより多くの薬物が必要であるといえる。しかし一方で、薬物の代謝や排泄は減少するので、少ない量で効果が得られるともいえるのだ。一般的には、高齢者では身体的な変化によって体の中に入った薬物が排泄されるまでに長い時間がかかる(3)。

体内の薬剤量が多くなりすぎたときに最初に障害がみられるのは中枢神経系である。混乱した高齢患者への対処として、経験豊富な医師であれば、まず、欠かすことのできない薬剤以外の薬剤を中止してみるだろう。それだけで混乱の状態が改善することが多いのだ。また、ふたたび薬剤が開始されるときには、はるかに少ない薬剤を管理できることも多い[28]。

患者が薬を安全かつ適切に使用しない場合もあるが、その原因としては、次のようなものが挙げられる。

・薬の使い方が母国語以外で指示されているために理解できない
・難聴のために医師や薬剤師の指示が理解できない
・他人にみられた副作用を家族や友人から聞いて薬を警戒してしまう
・経済的な理由によって服薬を続けることが困難である

また、その他の薬剤の使用に関する問題の中で、頻度が高いのは次のようなものである。

・必要ではない薬剤が処方される
・さらに薬剤が必要であるのに見逃される
・誤った薬剤が処方される
・処方された量が適当ではない
・患者がアレルギーについて伝えていない
・患者が指示を守らない（処方薬を受け取らない、薬剤を適切に使用しない、など）

早くよくなりたいと思い、患者が意図的に薬剤を多く服用してしまうこともある（薬物治療を受けている高齢患者のうち、指示どおりに薬剤を使用しているのは二一～五五パーセントである）[5・8・13]。そのような人は、「二錠飲んでいいなら、四錠飲めばその二倍いいに違いない」と考えてしまう。また、薬を買う経済的な余裕がない患者がいれば、薬を長持ちさせるために薬の量を減らしてしまう患者もいる。患者が指示どおりに薬剤を内服しないというのは、昔からよくみられる問題だ。しかし薬剤を指示どおりに使用しないと、結局は通常の治療よりも費用がかかることになり、また事態は深刻になるのである。

この問題に対処するために最初にすべきことは、その病気に対する患者の考え方を十分に理解することである。そしてその上で、医療スタッフが介入することによって、薬物治療に対する意識が変わり指示が遵守されるようになるだろう。具体的な介入方法としては、処方どおりに内服することの重要性を説くことや、投薬カレンダーを作ること、薬ケースやその他の容器の使用を勧めることなどが挙げられる[23]（表2－2）。

表2－2　多剤併用を減らすための取り組み

1. 受診のたびに，患者にすべての薬剤を持参させて，市販薬やハーブを含めたすべての薬剤を記録する
2. 処方された薬剤の副作用を理解させる
3. 処方された薬剤の医学的な必要性を確認する
4. 患者が必要性を理解していない薬剤を処方しない
5. 適応が認められていない薬剤を処方しない

出典：Williams 2002

高齢者のうつ病

高齢者のうつ病と、認知症などの病気を見分けるのが困難なことがある。ものごとを思い出せなくなる、集中することが難しくなる、決断を下すことが難しくなるなどの多くの症状が似ているからだ。さらに、恥ずかしさから憂うつな気分や不安感について医師に話さない人もいるだろう。しかし、うつ病を恥ずかしく思う必要は何もない。弱い人間だからうつ病になるのではないのだ。

うつ病は深刻で体力をも衰弱させていくが、治療することができる病気なのである。（第4章参照）

軽度認知障害の治療

いまだに統一的な診断基準がないために、軽度認知障害と診断されたとしてもその症状はさまざまである。さらに、治療の指針や勧告も多岐にわたる。多くの場合、医師は記憶や思考力を定期的に評価するが、これは症状の悪化や初期の認知症への進行をとらえるためである。

最近の見解によれば、認知症を疑う症状のないすべての高齢者に対して認知症のスクリーニング（ふるい分け）検査を行うことには十分な根拠がない。しかしながら研究者たちによれば、「いくつかのスクリーニング検査は、特異性［訳注 特異性 specificity：病気のない人を検査したときにその検査が陰性を示す割合。検査がその病気に対してどれだけ特異的に反応し、病気でない人を病気でないと判定できるかの指標］は低いものの、認知障害や認知症に対する感受性［訳注 感受性 sensitivity：病気を持つ人を検査したときにその検査が陽性を示す人の割合。検査がどれだけ敏感に病気を検出できるかの指標］は高い」。また、いくつかの薬物治療は認知機能に対して効果的であるという。(10)

米国国立老化研究所は、最近行われた臨床試験の結果の一部を発表した。それによれば、ドネペジルを内服した軽度認知障害の患者では、三年間の研究期間のうち最初の一八カ月間は、アルツハイマー病に進行するリスクがプラセボ群にくらべて低かった。しかし、残念ながらその効果は一八カ月以降は認められず、この研究の終了時点では、アルツハイマー病に進行するリスクは両群で差がなかった。(34)この研究では、軽度認知障害の患者は、ドネペジル群、ビタミンE群、プラセボ群に分けられ、アルツハイマー病に対する通常の検査に加えて、言語、見当識、注意力、日常生活動作などのより詳しい認知機能の評価が行われた。その結果、繰り返しになるが、ドネペジルの内服による効果は長くは続かなかったものの、軽度認知障害からアルツハイマー病に進行する危険性を一時的に低下させたのである。研究者たちはこの結果が、今後、より効果的な治療法を探るための足がかりになると考えている。なおこの研究では、ビタミンEの内服による明らかな効果は認められなかった。

この大規模な臨床研究は、薬物によって一時的にではあるが、軽度認知障害からアルツハイマー病への進行が抑えられることを示した最初の研究である。

すべての高齢者に対する定期的な検査は必要か？

ほとんどの医師は、すべての高齢者に対して定期的な精神状態の検査を行う必要はないと考えているだろう。実際にそのような検査を行うことは、費用もかかるし現実的ではない。一方で米国医師会や米国家庭医学会は、医師に対して、高齢患者にみられる認知面や機能面の能力の低下に十分な注意をはらうよう強く奨励しているが、それはこれらの変化が認知症の初期の兆候である可能性があるためだ(20)。

認知障害を早期に発見することが重要なのは明らかだが、それは次のような理由による(10)。

・回復可能な医学的問題を発見できる可能性がある。
・適切な時期に治療的な介入を行うことができる。
・患者が医学的な指示に従えるのかどうかを、医師が確認できる。
・患者と介護者が将来的な生活を計画するための時間、たとえば経済的な問題の整理や終末期の選択などをするための時間が確保できる。

十分に行われているとは言い難い治療

高齢者の精神面の健康を考えた場合、知的な能力や変化に対応する能力が重要である。また加齢にともなってさまざまな精神的な機能に変化がみられるが、このような変化が広く知られる「型」どおりであることはほとんどない[11・41]。

軽度認知障害は高齢者にみられる問題の一つであるが、長いあいだ、臨床的には注目されてこなかった。また、認知症の人のうち三分の二は、受診をしていないために認知症とは診断されていないという。このような問題について、デューク大学の精神・行動科学部の臨床試験の責任者であるドレイスワミー博士は次のように述べている。「アルツハイマー病などの認知症やその他の認知障害に対する治療の重要性が、老年精神医学の専門家からかかりつけ医に十分に伝わってそのために、かかりつけ医はこれらの病気を診断することにあまり関心がない。そしてその結果、多くの患者は、スーパーマーケットの店員でさえ診断できるほど進行した状態になってから、はじめて診断されているのである」

アメリカの高齢者が精神的に健康であるかどうかは、アメリカ全体の福祉水準を大きく左右する。福祉水準は、信頼のおける公式のデータによって計られるが[44]、それによれば、アメリカは社会の高齢化による困難な状況に直面しているとされる。

最近の研究によれば、高齢者に軽度認知障害がよくみられるのはもちろんのこととして、その他にもさまざまな原因によって認知面の問題が引き起こされているという。その原因とは、たとえばはっきりした症状を示さない小さな脳病変、うつ病、向精神薬の使用、さらには脳に影響を与えるその他の病気などである。[25]

実際に認知症が疑われるのは、記憶力が相当に低下して、その他の認知機能や性格にも変化がみられた場合だろう。軽度認知障害の人と認知症の人のあいだでは合併症の数や種類にはほとんど違いがないが、それにもかかわらず認知症の人の方がより多くの薬剤を処方されているという。[26]また、合併症の重症度は日常の機能や認知の低下に大きく関連しているという。*Archives of Neurology* 誌の二〇〇一年一二月号で、専門家チームは、軽度認知障害の下位分類を定義するためのさらなる研究が必要であると述べた。たとえば、記憶よりも言語面の障害がおもな問題である場合には、アルツハイマー病ではなく別の認知症の兆候としての軽度認知障害かもしれないという。

認知症の発症初期あるいは進行段階のさまざまな症状やその治療法を明らかにするためには、さらなる研究が必要である。今後明らかにするべき問題点としては、次のようなものが挙げられる。

・どの程度の記憶障害があれば異常と考えられるのか？
・どの程度の記憶障害があれば軽度の認知症の症状と考えられるのか？
・思考に関するその他のわずかな異常をどの程度細かく調べる必要があるのか？
・これらの変化が通常の加齢によるものなのか、それとも認知症によるものなのかをどのように判断するのか？

軽度認知障害に関するこれらの未解決の問題については、さらに研究が推し進められる必要がある。しかしながら家族にとっての差し迫った課題は、最愛の人にみられている記憶障害の原因を探るための貴重な時間を無駄にしないことである。まずは、かかりつけ医に相談してみることだ。

第3章　そして彼方へ
――アルツハイマー病の現実

アメリカのアルツハイマー病患者はいまや五〇〇万人を超え、このうちの四九〇万人が六五歳以上であると推定されている。また、若年性アルツハイマー病やその他の認知症と診断されている六五歳以下の患者は、二〇～五〇万人と推定されている(1)。

アメリカやその他の先進国では、高齢者がいまだかつてない勢いで増えつづけている。このため研究者たちは、加齢が健康におよぼす影響についての研究を精力的に続けているのだが、年齢を重ねていく上でもっとも恐れられていることの一つがアルツハイマー病であることを考えると、この研究の傾向は現状に即したものといえるだろう。

アルツハイマー病の経過は、「盗み」の一連の仕業にたとえられる。すなわち、アルツハイマー病はゆっくりと、しかし容赦なく人から記憶や知性とすべての身体機能を奪っていくのである。その犠牲者は患者にとどまらない。病気が進行すると、かつては元気に何でも自分でしていた人が弱々しくなり、生活上の最低限のことでさえ介護者に頼らざるをえなくなってしまう。そしてついには患者の人格は、自らの家族からみても他人に思えてしまうほど大きく変化する。このような変化は非常に残酷なものである。なぜなら、患者が亡くなるはるか前に、家族は最愛の人を奪われてしまうも同然なのだから。

アルツハイマー病になると、多くの人が普段何気なく行っている日常的な行為を行うことが困難になっていく。認知機能の障害は最初はわずかなものだが、やがて脳の障害が進行するとあらゆる体の機能をコントロールすることができなくなり、最終的には多くの場合は感染症で死亡する。

アルツハイマー病——概説

アルツハイマー病は神経変性疾患である。周囲が症状に気づく何年も前から、脳の破壊の連鎖がひそかに始まり、ほとんど気づかれないあいだに記憶障害、混乱、判断力の低下、言語力の低下、さらには行動面の問題が進行していく。その進行の速さは患者によってさまざまだ。アルツハイマー病の初期の症状であるもの忘れや集中力の低下は見逃されることがあるが、それはこれらの症状が、通常の高齢者でもみられる変化によく似ているためである。アルツハイマー病は、進行性の認知症の中でもっとも頻度が高く、最終的には死にいたる病気である(33)。

アルツハイマー病はいまやアメリカの死亡原因の第七位であり、六五歳以上に限ればその第五位である。以前にくらべればさかんに研究が行われるようになったものの、その原因については十分には解明されておらず、根本的な治療法はない。しかし重要なことは、治らないことが治療できないことを意味するわけではないことだ。早い時期に診断されれば、場合によっては、一時的であったとしても治療の効果がみられるのである。

アルツハイマー病は公衆衛生上の差し迫った脅威で、この病気による悲劇は性や人種や民族を問わずに訪れる。症状がみられるのは六五歳以降であることが多い。一方で、若い人での発症も八パーセントもしくはそれ以下の割合でみられ、早い場合には三〇歳で症状が現れるが、このような患者には遺伝子の異常がみられることが多い。すなわち、そのような患者には親や兄弟といった血縁者にも同様の病気がみられていることが多い。アルツハイマー病のもっとも大きな危険因子は加齢で、推計によればアルツハイマー病は六五歳以上の八人に一人にみられるが、八五歳以上では二人に一人にみられる(37)。

アルツハイマー病は家族に対して、とくに患者の介護に責任をもつことになる人に対して、想像をはるかに超えた苦悩をもたらす。介護者は、はじめのうちはこの破滅的な病気におかされた最愛の人の行く末を悲嘆して、取り残されたような気持ちになったり絶望感を抱いたりする。そして、それまで楽しんでいた余暇の活動もできなくなり、社会から切り離されるように感じて孤独感を抱く。さらにすべての時間は、記憶力と生活能力のほとんどを失った患者の、基本的な生活の世話に費やされるようになり、事態は悪化していく一方であると感じるようになる。

二〇〇〇年から二〇〇四年のあいだに、アルツハイマー病による死亡者数は三二・八パーセントも増加した。患者の数が増えるとともに、疲弊した介護者の数も膨れ上がる。このような介護者の多くは高齢の配偶者や成人した子たちであるが、彼らはいくつもの大きな責任を課せられ、さまざまな感情的、肉体的、経済的なプレッシャーに押しつぶされそうになっているのである。

アルツハイマー病患者の一〇人に七人は自宅での生活を続け、そのうちの七五パーセントは家族や友人からの介護を受けている(32)。そして、病気の進行とともに、家族は長期にわたる有料の介護サービスを利用せざるを得なくなる。アルツハイマー病を発症してからの平均余命は八〜一〇年で、そのあいだにかかる費用は平均で数十万ドル（数千万円）にもおよぶ(1)。二〇〇五年には、メディケア［訳注　アメリカで六五歳以上の高齢者を対象とした老人医療保障制度］からアルツハイマー病やその他の認知症と診断された受給者に対して九一〇億ドル（約九兆円）が支払われた。そしてその額は、二〇一五年には、二倍以上の一八九〇億ドル（約二〇兆円）に達すると見込まれている。

アルツハイマー病ではさまざまな機能の低下がみられ、平均余命全体が短縮するとともに、活動的平均余命[10]［訳注　活動的な状態で生活できる期間］が短縮する。とくに女性の患者では、身体的な障害を抱えて生活する期間が長くなる。アルツハイマー病は高齢者の入院理由として頻度が高く、また、老人ホームの入居者の半数にはアルツハイマー病とそれに関連した病気がみられる。さらにいくつかの研究によれば、アルツハイマー病患者の認知機能と合併症の有病率には強い相関関係があるという[11]。

米国アルツハイマー病協会は、最近、ケア・ファインダーとよばれるユニークなウェブツールを開発した。これを用いると、自宅や老人ホームでの介護に必要な在宅サービスや地域でのサービスを調べることができる。また利用者が個人のニーズや能力、希望などの情報を入力すると、各々に推奨される介護サービスが書かれた用紙がプリントアウトされる。さらにその用紙には、介護者や施設を選別するための質問事項も記載されている。もし患者や介護者が質問事項に対してわからない点があれば、用紙を医者や他の健康管理者のところに持参することもできる。

銀行員だったノーマンは、がっちりとした体格の六九歳の男やもめである。二人の息子はそんな父を心配そうな眼差しで見つめていた。長年問題なく一人暮らしを続けていた父に、この数カ月、非常にやっかいな問題がみられるようになってきたのだ。身なりに気を配り口うるさかった父は、だらしなくなり、ひげをめったに剃らず、何日も同じ服を着るようになった。また、電話の話はかみ合わなくなった。

そして息子たちが身の回りのことやお金の管理を手伝おうとすると、興奮して敵意を向けるのである。ノーマンは息子たちのことを「厄介者」と呼び、「この盗っ人め」と責め立てた。

たいへんな苦労のすえに、息子たちはノーマンをかかりつけ医のもとに連れて行った。そして身体的な検査と神経学的な検査の結果、中等度から重度のアルツハイマー病であると診断された。それから三カ月もたたないうちに失禁が始まり、行動はますます手に負えなくなった。息子たちは自宅で懸命に介護にあたったが、六カ月もたたないうちに彼は老人ホームへ入所することとなった。

高齢の男性は、同世代の女性とくらべて中等度もしくは重度の記憶障害をきたすことが多いようだ。実際に二〇〇二年の調査によれば、中等度から重度の記憶障害がみられる人は、六五歳以上の男性では一五パーセントだったのに対して、女性では一一パーセントだった。一方で八五歳になるとその差は小さくなり、男女ともに三人に一人が中等度から重度の記憶障害をきたしていた[12]。

記憶力は認知機能の中でも基本的なもので、高齢者で記憶テストの点数が低下している場合には全般的な認知機能が低下している可能性が高い。また記憶障害などの認知機能の低下があると、老人ホームに入所する危険性が高まる[28・48]。そしてその危険性は、日常生活動作の障害や失禁や行動異常がある場合にはさらに高まる。

アメリカのアルツハイマー病患者は今後さらに増えつづけると見込まれていて、推計によれば二〇五〇年までに一一三〇〜一六〇〇万人に達する[17]。この患者数の急速な増加は、高齢者人口の急速な増加にともなうものだ。

科学者たちは、アルツハイマー病の進行は脳内で起きているさまざまな変化の結果であり、その変化には遺伝的な要因とその他の要因が関与していると考えている。病気が進行するとともに、脳は重度の障害をきたし、その結果、記憶や思考、そして行動が障害されていく。そして行動の変化によって人格が変わっていくが、これは患者や家族にとっては衝撃的なことである。身体的な痛みや苦しみではなく、その人の人格の中心であるすべての記憶が失われていくことこそがこの病気の脅威なのである。そして脳の障害が進行することによって、最終的には日常の活動はもとより、もっとも基本的な身の回りのことさえもできなくなってしまう。

アルツハイマー病の患者は、自分の知的な能力が非常に悪くなったことに初めて気づいたときには愕然とすることだろう。そしてそれに対して、妄想、焦燥、否認、敵意、攻撃性などのさまざまな反応がみられることがある。抑うつ症状がみられることも多いが、これは自己像や自発性が失われることによる。そして経過とともに、記憶や理解力だけでなく、その人を特徴づけるすべての人格までもが奪われていくのである。

アルツハイマー病と診断されることは、患者やその家族にとって大きな恐怖である。そしてその恐怖心のために、非常によくない状況であることを認識していながら、最愛の人を病院に連れて行くのをためらってしまうことがある。診察の結果を恐れていることのほかに、どうせ何もできないのだから行っても仕方がないと考えている場合もあるだろう。記憶の問題が単に年齢によるものであると考えているのかもしれない。よく知られていることとして、患者の家族は変化がみられていることを否定し、行動の変化を単に年齢、ストレス、注意散漫、老衰によるものだと考えることが多い。

アルツハイマー病が患者の家族におよぼす広範囲の影響は、戦場での意図しない損害を意味する軍事用語を用いて「付帯的障害《ふたいてきしょうがい》」と言われる。これはアルツハイマー病との戦いに直接関係する人たちにとっては、とくに含みのある言葉だ。アルツハイマー病の中心的な標的は患者自身だが、同時にその家族もまた苦悩することになるのである。

公衆衛生の専門家でＦＤＡ（米国食品医薬品局）の特別健康対策室に所属するデビット・バンクス氏（薬剤師）は次のように述べる。「この病気の診断、治療、予防のための有効な手段を国家として緊急にみつけなければならない」そして次のように続ける。「人口統計学的に、アメリカには約八〇〇〇万人ものベビーブーム世代がいる。そして今や平均寿命は七八歳である。二〇三〇年には五人に一人のアメリカ人が六五歳以上となり、何千万人ものベビーブーム世代が八〇歳代になるだろう。アルツハイマー病協会によれば、二〇五〇年にはアルツハイマー病患者が一四〇〇万にも達するのである。増加しつづけていく社会保障費やメディケア（老人医療保障制度）費を考えると……、将来的にはアルツハイマー病対策の費用を財政的に維持できなくなる可能性も否定できない。そしてそうなれば、犠牲者はさらに増えてしまうことになるだろう」

この病気に関する知識を多くの人が持つようになったのはごく最近のことで、とくにこれはロナルド・レーガン前大統領とアルツハイマー病との長い苦闘が広く知られるようになったことによる。その後の一〇年あまりのアルツハイマー病研究の急速な進歩と、病気の解明に対する高い機運によって、予防法と治療法の確立への期待は高まっている。通常の脳の加齢に関するメカニズムの解明が進めば、認知機能の維持や認知症予防への展望はさらに開けていくだろう。

アルツハイマー病の脳にみられる変化

アルツハイマー病患者の脳にみられる二つの特徴的な変化は、老人斑（アミロイド斑）と神経原線維変化である。老人斑はベータ・アミロイドとよばれるたんぱく質が異常に凝集したもので神経細胞の外に形成されるが、これは神経細胞やその他の細胞の変性によって加速される。神経原線維変化は神経細胞の中にねじれた線維の束として認められるもので、おもにタウとよばれるたんぱく質によって構成される。タウ蛋白は、正常な神経細胞では、細胞骨格の維持と細胞内の物質輸送に不可欠な微小管に関連した機能を持つが、アルツハイマー病では、タウが変化して二本のらせん状の構造を形成して神経原線維変化となり、微小管は正常な機能を失って壊れていく。そしてその結果、神経細胞の輸送システムが機能不全をきたし、細胞間の情報伝達が障害されて神経細胞死が引き起こされる。[37] 研究者たちのあいだでは、数十年にわたって老人斑と神経原線維変化が脳内の神経細胞変性の原因なのか結果なのかという議論が続られているが、最近ではいずれもがアルツハイマー病を引き起こす原因で、とくに老人斑（アミロイド）が変性の過程で最初にみられる変化であるとの説が有力になってきている。

アルツハイマー病の診断と治療

年齢を重ねるとともに、記憶力が低下して複雑な情報を理解するのに時間がかかるようになるのは必ずしも異常なことではない。しかしながら、アルツハイマー病は通常の加齢とは異なるものだ。医師は診断を行うために、認知症を引き起こすさまざまな原因、たとえば薬物の影響や内分泌障害、脳卒中、脳損傷、そしてうつ病などがないことを確認するだろう。いくつかの試算によれば認知症を引き起こす病気はおおよそ百ほどもあるが、その中でもアルツハイマー病はもっとも頻度の高い病気である。

多くの場合、高齢者を最初に診察するのはかかりつけ医だが、かかりつけ医であればアルツハイマー病を適切に診断、治療することができるだろう。

・かかりつけ医は、認知症と通常の加齢でみられる記憶障害を鑑別することができる。
・最初の診察には家族がつきそう必要がある。家族からの話は、症状が進行性かどうかを確認するための有力な情報になる。
・医師は、記憶障害のほかに少なくとも一つ以上の機能の低下があるかどうかを調べるだろう。アルツハイマー病であれば、言語能力、判断力、計画力、計算力などに問題がみられるからだ。たとえば、小切手の管理ができなくなる、最近の出来事や行動が思い出せなくなる、家族の名前や家族のことが思い出せなくなる、といった出来事は危険な兆候である[23]。

現時点では、アルツハイマー病の最終的な確定診断は、亡くなった後の脳の解剖による。しかしながら、病歴を聞きとり、神経学的な検査や心理検査、理学的な検査、血液・尿検査、さらには脳画像検査を行うことによって、非常に高い精度で診断することが可能である。

すでに症状がみられている場合には、経験のある医師であれば約九〇パーセントの精度で診断できるという[4]。また脳脊髄液に関する最新の研究成果を利用すれば、その精度はさらに高まる[40]。

表 3－1　アルツハイマー病診断の戦略

・全般的な健康状態，既往症，日常生活に支障をきたしている問題などの詳しい病歴の聞きとり．
・認知症の原因として治療可能なものがないことを確認して，さらにその他の病気がないかを確認するための理学的な診察．
・症状を引きおこす可能性があるその他の病気がないことを確認するための，血液・尿・髄液の検査，薬物検査，アルコール検査．
・運動障害や脳卒中を確認するための神経学的な検査．
・記憶力，問題解決力，注意力，計算力，言語力を調べるための神経心理学的な検査．
・画像診断．画像検査は，病歴や家族歴と組み合わせることによってより有用なものとなる．

近年開発が進んでいる画像検査は、従来の検査にくらべてはるかに精度が高い。さらに脳の特定の部位の血流測定と臨床評価とを組み合わせれば、難しいケースでもほぼ一〇〇パーセントの精度で診断できることがわかってきている。このような画像検査の一つは、SPECT（単光子放射型コンピューター断層撮影法）である。[3]（表3－1）

検査——神経心理学的検査と認知機能検査

アルツハイマー病が疑われる患者を評価するために、医師はさまざまな検査を行って、記憶力、言語力、計算力、さらにその他の認知機能を調べるだろう。その中で、記憶、言語、計算についてはだれでも知っていると思うが、もう一つの重要な機能である実行機能についてはよく知らないだろう。たとえばピザの配達を頼むことは、普通の人にとっては何でもないことだが、アルツハイマー病の患者にとっては非常に困難である。アルツハイマー病の人にとっては、電話をかけて、大きさとトッピングを選び、自分の名前や住所や電話番号を伝えるといったことが難しい。これは、かつては意識せずに行っていた日常の活動を行うための問題解決能力、つまりは実行機能が重度に障害されたことによる。

認知症の疑いがある患者に対して医師が利用することが多い検査の一つが、ＭＭＳＥ（ミニメンタルステート検査）である。[14] この検査では、見当識、記憶力、注意力のほかに、物品名を正しく呼ぶ能力、口頭や文章での指示にしたがう能力、複雑な図形を模写する能力などが調べられる。（表３－２）

神経画像検査

放射線医学の進歩によって、アルツハイマー病でみられる脳の形態や機能の変化を実際に確認することができるようになってきた。このような画像検査はまた、脳卒中や脳腫瘍などの認知症を引き起こすその他の病変を確認する目的でも使用される。

大脳皮質の萎縮、すなわち脳の外層に存在する皮質の変性は、多くの認知症でみられる変化で、これは脳画像検査によって確認することができる。正常な大脳皮質には、「脳回」とよばれる隆起と「脳溝」とよばれる深い溝からなるひだが存在するが、神経細胞が減少して皮質が萎縮した人では、この隆起がやせ細り溝が広がっていく。

脳の神経細胞が死んでいくとともに、脳の中ほどに存在し液体で満たされている「脳室」が拡大する。脳画像検査では、アルツハイマー病の可能性を強く示唆するこのような脳の形態の変化や、脳の機能の変化を確認することができる。

ＣＴ（コンピューター断層撮影）とＭＲＩ（核磁気共鳴画像法）は、いずれも

表 3－2　神経心理学的検査の例

認知症診断のために推奨される追加の検査
・Kokmen Short Test of Mental Status
・Seven-minute Screen
・Memory Impairment Screen
・Benton Temporal Orientation Test
・時計描画テスト（Clock-Drawing Test）

出典：Petersen 2001

認知症が疑われる患者を診断するためによく使われる画像検査である。画像検査はその他に、脳血管の変性、脳萎縮、脳卒中、一過性脳虚血発作、硬膜下血腫《こうまくかけっしゅ》（頭部外傷によって硬膜とクモ膜のあいだに血液が貯留した状態）などを診断する目的でも使われる。また、「脳機能画像検査」とよばれる特殊な検査を行えば、脳の活動の状態を確認することもできる。現時点ではこの検査が単に診断の目的で行われることは少ないが、研究の分野ではきわめて注目されているもので、今後、認知症を早期に発見するための有効な手段になっていくだろう。この検査を使えば、これまでとは違った視点で脳の機能異常をみつけることができるのである。（表3－3）

表3－3　脳機能画像検査の例

・機能的MRI（ファンクショナルMRI）
・SPECT（シングルフォトン・エミッションCT）
・PET（陽電子放射断層撮影）
・MEG（脳磁図）

アルツハイマー病の危険因子

アルツハイマー病の危険因子には二種類あり、その一つは対処できる危険因子である。もう一つは対処できない危険因子、すなわち年齢と性別である（年齢は判明している中でもっとも大きな危険因子である）。また、対処できない危険因子の中で三番目に位置づけられているのが遺伝子だ。研究者たちは、若年性のアルツハイマー病と老年期のアルツハイマー病には、いずれも遺伝子が関与することを明らかにしてきた。遺伝性のアルツハイマー病は多くはないが、三〇代から四〇代といった早い時期に発症することがある。現時点では、この若年性のアルツハイマー病に関連する遺伝子変異が三つ同定されている。[36] また老年期の孤発性のアルツハイマー病に関連する遺伝子として、アポリポ蛋白Eとよばれる蛋白を発現する遺伝子がある。アメリカ人の約二五パーセントがアポ

表 3-4　アルツハイマー病患者の薬物療法

最初に承認された薬剤は，タクリン（テトラヒドロアミノアクリジン，THA，商品名：コグネックス）である．その後現在では，以下のような薬剤が使われている．

・ドネペジル（商品名：アリセプト）
・リバスチグミン（商品名：エクセロン［訳注：わが国では未承認］）
・ガランタミン（商品名：ラザダイン，かつてはレミニールとして知られていた．［訳注：わが国では未承認］）

これらの三つの薬剤は，軽度から中等度のアルツハイマー病に対して使用される．

・メマンチン（商品名：ナメンダ，［訳注：わが国では未承認］）は，脳細胞を刺激するグルタミン酸の働きを阻害することによって，脳細胞の過剰な興奮と細胞死を防ぐ．この薬剤は，中等度から重度のアルツハイマー病患者に対してコリンエステラーゼ阻害薬と併用される．

e4とよばれる遺伝子を持っているのだが、この人たちは老年期のアルツハイマー病を発症する危険性が高い(2)。

Genetics Home Reference（http://www.ghr.nlm.nih.gov）は、遺伝学の状況、有用性を理解するための参考になるサイトで、利用者は、健康に影響する遺伝子多型についての情報を得ることができる。

アルツハイマー病の確定診断

アルツハイマー病患者の脳の解剖（剖検）が行われて、神経細胞死とともにアルツハイマー病の特徴である神経原線維変化と老人斑がみられることを確認されると、アルツハイマー病の診断が確定する。もともとタウ蛋白は生理的にも存在するが、過剰に蓄積すると脳の障害を引きおこして脳の機能を低下させる。研究者たちによって、これらの異常構造物はアルツハイマー病の進行とともに増加していくことが明らかにされている(37)。

現時点ではアルツハイマー病に対する根本的な治療薬はないものの、症状を軽減させるための薬剤がいくつかある（表3-4）。このような薬剤としてＦＤＡに承認されている三つの薬剤は、基本的にいずれも同じような作用を示し、脳内で神経細胞が情報を伝達するために必要な重要な化学物質であるアセチルコリンの濃度を増加させる。

これらの薬剤はアセチルコリンを分解する酵素である「コリンエステラーゼ」に作用し、この酵素を阻害することによってアセチルコリンの量を維持するように働く。コリンエステラーゼ阻害薬である表3－4に記載の三つの薬剤は、この作用によってアセチルコリンを保ち神経細胞の情報伝達を促進し、効果を発揮する（なお、FDAに承認された四番目の薬剤であるナメンダは、多くの場合はコリンエステラーゼ阻害薬の一つと併用される）。

近年の研究の中心は、アルツハイマー病の治療から予防へと移ってきた。これはアルツハイマー病との戦いにおける進歩といえるかもしれないが、完全な勝利とするにはまだほど遠い状況である。最近の研究によれば、治療によって症状が一時的に改善することがあっても神経細胞死を止めることはできず、脳内の有害な老人斑と神経原線維変化は増加しつづけているのである。それでもなお、すべての初期のアルツハイマー病患者に薬物治療は試すことには価値があるが、これは治療によって患者と介護者の両者に大きな恩恵が得られることが多いためだ。

米国国立精神保健センターの老年精神医学部門の主任であるサンダーランド医師によれば、コリンエステラーゼ阻害薬を服用している患者は、そうでない患者にくらべて老人ホームへの入所が遅くなるという。[25] 実際にホームへの入所が二二カ月も遅くなったとの報告もある。[39]

二〇〇四年一月に、アメリカで重度のアルツハイマー病に対する初めての薬剤が承認された。また同時に、認知症に対する薬剤の併用療法が初めて推奨された。[29] ヨーロッパですでに承認され長年重度のアルツハイマー病に対して使用されてきたメマンチン（商品名ナメンダ）の併用療法である。この薬剤は、脳の化学物質でアルツハイマー病では過剰になっているグルタミン酸の活性を制御することによって効果を発揮する。このグルタミン酸は脳内で、もっとも一般的な神経伝達物質である。

研究者たちの報告によれば、ドネペジルとメマンチンの併用には効果が期待できる。(8) ウィスコンシン医科大学の神経内科学教授であるアントーニオ医師は、次のように話す。「この治療は記憶にとってとくに重要だが、これは新しい情報を学習したり記憶したりするときにみられる脳細胞の電気的な応答が、グルタミン酸によって制御されているためだ。アルツハイマー病やその他のいくつかの変性疾患では、グルタミン酸の増加によって正常な細胞が過剰に刺激され、その結果、細胞が疲れきって死んでしまうのである」。メマンチンは、単独もしくはコリンエステラーゼ阻害薬の一つと併せて使用されるが、これらの二つの治療的なアプローチはそれぞれ特定の化学物質を標的としているのである。（ナメンダは二〇〇三年一〇月にＦＤＡに承認され、二〇〇四年一月に一般に使用できるようになった。）

早期診断の重要性について異論を唱える人はいないだろう。一般的にいっても薬物治療は病気の初期段階にもっとも効果的だし、アルツハイマー病では化学物質であるアセチルコリンを脳内に長く留めることができれば記憶をより長く維持させることができる。ただし重要なことは、アセチルコリンを維持する薬剤がすべての患者に有効というわけではないことだ。なかには効果が乏しかったり、副作用のために内服を続けられなかったりする患者もいる。

一般にアルツハイマー病の初期の段階では、生活の質を向上させる目的でメマンチンといずれかのコリンエステラーゼ阻害薬を併用することが多い。またメマンチンは中等度から重度のアルツハイマー病患者の一部に対しても使用される。いずれにしても研究は現在も急速に進んでいて、将来的にはアルツハイマー病の進行を遅らせ、さらには進行を止めるような薬剤が開発されるだろう。患者と家族にとってアルツハイマー病と診断されることはつらいことだが、効果のある治療法があり、利用可能なさまざまな支援体制が整い、そして研究が進歩していることには勇気づけられるだろう。

アルツハイマー病を予防して、進行を止めるような薬物治療が行われるようになるにはまだ時間がかかるだろう。しかしアルツハイマー病の専門家は、個人でもできることがあり、それは危険因子を減らすことだと話す。危険因子を減らすことによって、脳の変性疾患を予防したり、症状の出現を遅らせたりすることができるのである。（表3-5）

表3-5　アルツハイマー病の危険因子を減らす方法

・血中のコレステロール値を下げる
・高血圧を治療する
・定期的な運動を行う
・脳を刺激するような知的な活動を行う

出典：NIH 2005

生存率

アルツハイマー病と診断された患者とその家族にとっての大きな心配事の一つは、患者があとどのくらい生きられるのかということである。当然のことだが、アルツハイマー病患者の生存率はアメリカ全体の平均にくらべてはるかに低く、ある報告によれば、最初に診断されてからの平均余命は男性では四・二年、女性では五・七年である。[22]また女性にくらべて男性は、あらゆる世代で生存率が低い。

アルツハイマー病患者の余命は、重度の認知障害、日常生活能力の低下、転倒歴、糖尿病や心臓病などの慢性疾患があることによって、さらに短くなる。

診断と予防の戦略——生物学的マーカー、ホモシステイン値、神経画像検査、神経心理学的検査

アルツハイマー病研究者たちの関心は、生活環境や生活習慣の重要性にも向けられている。アルツハイマー病の危険性を低下させる因子として明らかになっているのは、コレステロール値が低いこと、高血圧を治療すること、定期的に運動すること、そして脳を刺激するような知的な活動（新しい言語やコンピュータの操作方法の習得、戦略性が高いカードゲーム、クロスワードパズルなど）を行うことである。さらには、健康的な食習慣についてもその有効性が確認されている。ある研究によれば、脳の活動性や認知機能の改善は、身体的な運動に強く関連しているという。また別の研究によれば、脳の重要な部分の神経細胞の働きは、心血管の状態の改善とともに活発になる。さらに、普段からよく歩く人と運動しない人とを比較した研究では、前者の方が注意力と目的への集中力が高いことが示されている。科学者たちは、運動によってこのような効果がみられるのは、脳の血流が増加するためだと考えている[9]。

研究者たちはまた、特異的な生物学的なマーカー、すなわち血液、尿、脳脊髄液中の成分の濃度変化についても研究を進めている。その例としては髄液中のタウ蛋白が挙げられるが、このようなマーカーが脳内での早期のアルツハイマー病の変化を反映するものであるかどうかが調べられている。生物学的マーカーの構造や機能に関する研究の進歩は、薬剤の開発や新しい予防戦略にもつながるだろう。

また、米国心臓協会から出版されている *Stroke: A Journal of Cerebral Circulation* 誌に掲載された論文によれば、生物学的マーカーであるホモシステインというアミノ酸の血中濃度が上昇していると、脳卒中の発症リスクが五倍以上になり、アルツハイマー病の発症リスクが約三倍になる[27]。ホモシステインはたん

ぱく質の構成成分の一つで、細胞の代謝に必要な物質である。

高齢者人口の増加とともに、動脈硬化や高血圧や糖尿病といった血管系の病気が増加し、その結果、血管性認知症が増加することが見込まれている。もともとこの世代ではアルツハイマー病の有病率が高いことから、これは大きな問題である。しかし、アルツハイマー病と血管性認知症の原因が複雑に絡み合っているところに認知症予防に関する研究の難しさがある。この二つの認知症には、原因不明の脳の機能低下、心血管疾患、さらには遺伝的要因のすべてが絡み合っているのである。

いくつかのビタミン、なかでもビタミンB_{12}や葉酸の欠乏は、認知障害などの神経系の障害を引き起こすことがよく知られている。果物、青菜、精白していない穀物などは、ビタミンB_{12}と葉酸を多く含む。最近の研究によれば、葉酸の摂取量の多さと血中ホモシステイン値の低下にはある程度の相関があるという。すなわちこの結果は、高容量の葉酸の摂取が、血中のホモシステインの低下を介して、アルツハイマー病の発症リスクを低下させる可能性を示唆している。しかし現時点では、葉酸の摂取量を増やすことが、アルツハイマー病の予防や進行抑制に有効であるとの明確な証拠は得られていない。研究者たちは、まず臨床試験を行うことが必要であると注意をよびかけている。[26]（葉酸を配合した栄養補助食品表については次のサイトを参照するといい。http://www.ods.od.nih.gov/factsheets/folate.asp.）

高齢者、とくに認知症の患者は偏った食事をしていることが多いが、このような食習慣は高ホモシステイン血症に関連している可能性がある。しかし反対に、ホモシステイン値の高値が脳卒中や認知症の結果である可能性も否定はできない。つまり現時点では、血中ホモシステイン濃度の上昇が脳卒中や認知症の原因であるのか結果であるのかは明らかではない。また研究者たちによれば、ビタミンBによる治療は脳血管性障害やアルツハイマー病や血管性認知症の発症を減らす可能性があるが、これについても最終的な結論は得られていない[21]。

血液や脳脊髄液中のいくつかの物質の変化は、アルツハイマー病の脳内の早期の変化を反映している可能性がある。その一つの例として、ある研究チームは、数名の認知症患者とアルツハイマー病患者の脳脊髄液中にタウとアミロイドの上昇がみられることを発見した。このような研究結果は、アルツハイマー病とその他の認知症を鑑別するのに役立つ可能性がある。［訳注　現在では、アルツハイマー病患者の髄液中のアミロイドは低下し、タウが上昇することがわかっている］

神経画像研究からは、違った視点からの有益な情報が得られている。研究者たちによれば、脳のある特定領域の容積の変化はアルツハイマー病の診断に役立つ可能性があるという[44]。脳の広い領域を覆っている大脳皮質を灰白質とよぶが、記憶の情報はこの灰白質から脳の深部にある海馬という小さな場所に入力される。そして海馬は記憶や感情の調整を行うのだが、アルツハイマー病患者では、この海馬が非常に小さくなっているというのである。さらにこのような画像検査と生物学的マーカーを組み合わせることによって、より正確に、正常な認知機能と軽度認知障害とを鑑別できることがわかってきている。

神経心理学的検査の有効性と重要性も近年明らかになってきている。たとえば研究者たちは、明らかな認知症の症状を示す前にみられるアルツハイマー病患者の認知機能の変化を明らかにしようとしてきた。そして、数年間にわたって行われた一連の神経心理学的検査の結果を分析したところ、最終的にアルツハイマー病と診断された人たちの検査の点数は、その後も認知機能が保たれていた人たちにくらべて、初回の検査の時点から点数が低いことが明らかにされた[41]。

米国国立神経疾患・脳卒中研究所は、アルツハイマー病を含めた神経変性疾患や認知症の研究とその支援を行っているが、近年では、アルツハイマー病の進行を止めるためのさまざまな薬剤に関する研究も行っている。その薬剤には、非ステロイド性抗炎症薬、スタチン製剤（高脂血症治療薬）、葉酸、ビタミンB_6、さらにはビタミンB_{12}が含まれる。ワクチンについての研究も進められている。なおビタミンEなどの抗酸化物質には細胞を保護する可能性があるが、その効果は加齢とともに低下すると考えられている。

研究者たちの多くは、アルツハイマー病の発病を五年間遅らせる治療法がみつかれば、この病気に苦しむ人たちを約五〇パーセント減らすことができると考えている(5)。現時点では発病時の平均年齢は約七五歳であるが、この点をふまえて、ニューヨーク大学の加齢・認知症研究所長であるフェリス医師は、次のように述べる。「もし症状が出現するのを五年間遅らせることができれば、発病の平均年齢は八〇歳になり、患者の数は五〇パーセント減少するだろう(46)」。高齢者はアルツハイマー病を発症する前にその他の病気で死亡する可能性が高くなるのである。

研究者たちはまた、アルツハイマー病の原因を解明する目的で、加齢による正常範囲の記憶力の低下についても研究を進めている。加齢はよく知られたアルツハイマー病の危険因子なので、老化した脳の機能を維持する方法が明らかになることは、アルツハイマー病研究にとっての大きな進歩ともいえる。脳の老化の仕組みの解明は、認知機能の維持と改善の戦略を考える上でも重要である。

アルツハイマー病患者を介護する家族や周囲の人たちは、不眠、興奮、徘徊、不安、そしてうつ状態といった、アルツハイマー病にともなってみられる問題行動や精神症状に対して使われる薬剤についても知っておく必要がある。このような薬剤はアルツハイマー病の治療薬というわけではないが、薬剤でこのような症状が緩和されることによって患者の苦痛は軽減され、ひいては患者と介護者の両者の生活の質が向上するのである。

世界的な脅威

認知症に対する脅威は全世界的なものといえるが、それは、認知症が患者の精神を荒廃させ、人と人との結びつきを損なわせ、ついには患者を死に至らしめる病気だからである。WHO（世界保健機関）の推計によれば、何らかの認知症の患者の数は、世界中で二九〇〇万人に達する。さらにその数は急速な社会の高齢化の進行にともなって増加し、二五年後には三四〇〇万人にも達すると見込まれている。(16)世界的な人口増加と平均余命の延びによって、認知症患者の数は二〇三〇年までに現在の二倍に達するとの予測もある。米国アルツハイマー病協会の会長であるトゥルシュケ氏は、高齢者人口の増加とこの病気の有病率をふまえて、次のように警告する。「この病気の世界規模での蔓延の危機が差し迫っている」(13・45)

アメリカ以外の先進諸国でも状況は同じで、アルツハイマー病は、医療費の増大、障害そのもの、さらには患者および家族の生産性の低下によって、社会に莫大な損失をもたらしている。まさに世界規模で、社会的、人的そして経済的に大きな打撃となっているのである。一つの例を挙げると、直接的な治療費と病気にともなう生産性の低下によって発生する経済上の損失は、年間に数千億ドル（数十兆円）にも達すると見込まれている。なお、ここには家族の介護にともなう損失は含まれていない。このようにアルツハイマー病は社会に甚大な影響を与えるが、このことはあまり知られていないのである。

アルツハイマー病に関する経済的な側面について

アルツハイマー病は、六五歳以上の人に認知症を引き起こす原因として最大のものであるが、前述のとおり三〇代から五〇代でも数は多くないものの発病することがある。若年で発病した患者の症状も高齢の患者と同じだが、家族に与える影響はまったく違ったものになる。なぜなら彼らの多くは働きざかりで、親としての責任も負っているからだ。そして、若くして認知症になった人の配偶者や子供や近親者は、自分自身が身体的にも感情的にも不安定な時期に、患者の行動の変化を理解して、どのように患者と接していくか考えなければいけなくなるのである。

若年で発症したアルツハイマー病患者は仕事を持っていることが多いので、職業上の問題にも直面することになる。すなわち、認知機能の低下によって仕事上の対人関係や作業能力にも支障をきたしてくるのだが、このような若年のアルツハイマー病患者は怠けていたり落ち着きがなかったりするようにみえてしまうことがある。そしてそのために、医学的な診断を受けないままに、仕事上の能力低下や失敗、さらには精神的な問題などをを理由に解雇されてしまうことがある。そしてその結果、収入は失われ、家庭の経済的な基盤は大きく揺らぐことになる。

一方で、多くの場合は高齢の親が老年期にアルツハイマー病を発症することになるが、この場合には別の過酷な状況が引き起こされる。多くの場合は、自分自身の家庭と仕事をもっている娘が、中心的な介護者として、高齢の父や母または両親の介護にあたることになるが、その娘は介護の責任の重さのために仕事を減らさなければいけないかもしれない。また、一時的に仕事を辞めなければいけないこともあるだろう。

アメリカ企業はアルツハイマー病に対して年間で六一〇億ドル（約六兆円）もの膨大な金額を負担しているが、この額は四年前の二倍で、またフォーチュン五〇〇［訳注　アメリカの経済誌フォーチュンが発表するリストで、全米上位五〇〇社がその総収入に基づいてランキングされている］の上位一〇社の純利益の総額に相当する。この試算は、アルツハイマー病協会からの委託研究である「アルツハイマー病――二〇〇二年におけるアメリカ企業の負担」として行われ、その結果は米国商業会議所主催の「長期介護に関するシンポジウム」で発表された。さらにその中では、今後ベビーブーム世代がアルツハイマー病発症の危険が大きい年代に入るのにともなって、アメリカ企業と国家の負担が一層膨れ上がるとの警鐘が鳴らされた。

この研究を行ったペンシルバニア大学教授で社会問題研究所長のコッペル医師は、六一〇億ドルの試算の内訳を次のように説明する。まず患者自身の健康管理に関わる企業負担が二四六億ドルで、このなかには、連邦政府が行う保健活動と研究のために負担する法人税が含まれる。さらに、アルツハイマー病の家族を介護する社員によってもたらされる損失が三六五億ドルで、その内訳の概算は以下のようになっている。(20)

・長期欠勤――一〇〇億ドル
・生産性の低下――一八〇億ドル
・労働者の配置転換――六〇億ドル
・休職者に備えた保険料と臨時の雇用――二〇億ドル
・従業員支援プログラム――六四〇〇万ドル

アルツハイマー病協会の前会長代理で最高責任者だったマコネル氏は次のように述べる。「アルツハイマー病が、患者や家族、さらには州や連邦政府に莫大な経済的負担をもたらすことが明らかになってきた。患者と家族は介護のために貯金を使い果たし、州や連邦政府はメディケア（老齢者医療保険制度）やメディケイド（低所得者医療扶助制度）、さらには健康維持や長期介護のための事業に数十億ドル（数千億円）もを費やしているのである」。さらに次にように続ける。「アルツハイマー病が企業にもたらす経済的な負担についてはあまり知られていないのが現状だ……この病気を発症すると、多くの場合はやがて働くことができなくなるにもかかわらず」

ここで述べている数値は、二〇〇二年のアルツハイマー病の患者数（四五〇万人）に基づくものである。一〇年以内にはベビーブーム世代が退職年齢に達するが、それとともにアルツハイマー病の患者数は爆発的に増加し、今世紀半ばにその数は一四〇〇万人にも達すると見込まれている。したがって現在の状況のままでは、家庭と政府と企業の財源をすべて合わせても、経済的に破綻してしまうだろう。

アルツハイマー病によって、家族が破産することも珍しいことではない。症状が進行するのは八年から一〇年程度だが、二〇年以上も経ってから死亡する患者も少なくない。そしてその費用の多くは、メディケアや民間の保険ではカバーされないのである。[33] アメリカでは、患者にメディケアの受給資格がある場合でも、老人ホーム入所に支払われるのは一〇〇日間だけである。そして、メディケアの受給の限度を超えてしまった場合の選択肢は二つだけである。すなわち、州政府が運営するメディケイドを利用するか、自分で負担するのかのいずれかである。

メディケイドの受給資格を得るのは非常に難しいが、これは多くの州が厳しい資産制限を設けていることによる。一般的には、二〇〇〇ドル（約二〇万円）以上の資産があるとメディケイドを受給することはできない。

メディケアやメディケイドに期待することができない多くの人たちは、将来への不安を感じながら、来るべき老人ホーム入所の日に備えて、長期介護のための民間保険に加入することになる。長期介護のための民間保険にはさまざまな内容のものがあり、保険によってはごく一部の人しか加入できないものもある。したがって、保険に加入する際には、自分が何を必要とするのかを十分に検討する必要があるだろう。

将来的な負担

アメリカには、一九四六年から一九六四年に生まれたベビーブーム世代が約八〇〇〇万人もいる。平均寿命が七八歳であることを考えると、今後何千万人もの人たちが八〇代になっていくだろう。そしてこのような統計に基づくと、二〇五〇年にはアルツハイマー病の患者数は一一三〇万人から一六〇〇万人にも達する可能性がある(17)。

アルツハイマー病の患者が増加するとともに、患者を支えるための社会的な費用が大きな問題になることは避けられず、すでにその問題の一部は表面化している。たとえば、アルツハイマー病の受給者に対するメディケアの直接的な支払額は、二〇〇五年から二〇一〇年のあいだに九一〇億ドルから一六〇〇億ドルへと七五パーセント増加し、認知症の老人ホームに対するメディケイドの支出額は、同じあいだに二一〇億ドルから二四〇億ドルへと一四パーセント増加することが見込まれている(24)。しかしながら、この金額は氷山の一角に過ぎない。そこにはアルツハイマー病によって二次的に発生する、さらに大きな財政上の負担が潜んでいるのである。

社会保障費やメディケアの支出額が加速度的に増加している現状を考えると、今後、アルツハイマー病を財政的に支えていくことは非常に難しくなるだろう。人的な負担も、はるかに大きなものとなることが予想される。患者の家族に生じる社会的な影響や、患者の家族にもたらされる心理的な影響については予測することもできない。最愛の人の記憶やその他の知的な能力が徐々に衰え、当然のことのように行ってきた日常生活さえもできなくなり、家族の生活と経済は破綻してしまうのである。家族は、結果的に老人ホームへの入所を早めるようなみたこともない行動や、どう対応すればいいのかわからない行動にも直面することにもなる。この病気を診断、治療、予防するための有効な手段を確立することは、まさに国家的な急務なのである。

アルツハイマー病とその他の認知症に共通する特徴

科学者たちは以前から、何らかのたんぱく質の蓄積が、アルツハイマー病、前頭側頭型認知症、さらにはパーキンソン病といった重篤な病気に共通する特徴であることを明らかにしてきた。たんぱく質の種類は病気によって異なり、アルツハイマー病ではベータ・アミロイド蛋白とタウ蛋白が、パーキンソン病ではシヌクレイン蛋白が、そして前頭側頭型認知症ではタウ蛋白が蓄積する。この事実は、これらの病気の病理進行過程に何らかの共通点があることを強く示唆するが、その具体的な共通点についてはまだよくわかっていない。さらには科学者たちは、多くの神経変性疾患の臨床症状にも、いくつかの共通する特徴があることを指摘している。たとえば、パーキンソン病に特徴的な症状である運動障害はアルツハイマー病でもみられることがあり、逆に認知症がパーキンソン病にみられることも少なくない。また、睡眠覚醒障害、妄想、精神障害、記憶障害などは、これらのすべての病気に共通してみられる。

　つまり、これらのすべての病気はその他の身体的な病気と同じように、遺伝や生活習慣や環境因子、さらには行動の特徴などが複雑に絡み合いながら何年もかけて進行した結果といえるのである。

第4章　ただの憂うつを超えて
——うつ病について

高齢者の介護を適切に行い、高齢者の幸福感を向上させるためには、健康的な加齢について理解する必要がある。たとえば高齢者とその主治医は、うつ病を通常の加齢の一部だと考えてしまうことがあまりに多い[30]。しかし、このように考えてしまうことは、人生の後半にさしかかってからうつ病になった人にとってたいへん不幸なことだ。結果として、治療の機会を失ってしまうことにもなりかねないのである[20]。

アメリカには六五歳以上の高齢者が約三五〇〇万人ほどいるが、試算によればそのうちの二〇〇万人はうつ病で、さらにその他の五〇〇万人はうつ病の診断基準を十分には満たさない程度のうつ状態であるという[10]。

また違った見方をすると、アメリカの高齢者の約一五パーセントはうつ状態で、その割合はアルツハイマー病や脳卒中や関節炎などの慢性疾患を持っている人ではさらに一〇パーセント増加する[1]。しかしながらこのような状況にもかかわらず、現状では、うつ病の診断や治療が十分に行われているとは言い難い。

時としてつらい気持ちになることはだれにでもあることだが、悲しい気持ちがいつまでも続くというのは、どの年代の人にとってもふつうのことではない。悲しい気持ちが続くことは、決して加齢による変化ではないのである。そのような状態はうつ病の可能性があり、それがもしうつ病である場合には、治療で症状を改善させることによって幸福感と生活の質を取り戻すことができるのだ。したがって、うつ病を見逃すことは、健康上の非常に大きな脅威といえるだろう。

米国国立精神保健研究所では、うつ病とアルツハイマー病に関する研究を重点的に行ってきた。推計によれば、一年間に六五歳以上の高齢者の六パーセント、すなわち約二〇〇万人がうつ病と診断される状態になる。さらに報告によれば、うつ病と診断された高齢者の約四〇パーセントは不安障害の診断基準も満たす。この不安障害は感情の障害の一つで、心血管性障害、呼吸器疾患、内分泌疾患、がん、アルツハイマー病、さらにはパーキンソン病などの慢性疾患に強く関連している。[2]

うつ病は、高齢者の精神疾患でもっとも頻度が高いものの一つである。最近の研究によれば、とくに長期にわたって施設に入所している高齢者では、うつ病の人の割合が三〇〜五〇パーセントと非常に高い。[38] また少し前の報告によれば、アルツハイマー病患者の二〇パーセント、脳卒中患者の二七パーセント、そして認知症全体の一一パーセントがうつ病だった。[44] うつ病が高齢者における重要な健康問題であることは、研究者たちのあいだでは以前からよく知られていたのである。(うつ病はいくつかの薬剤の副作用としてみられることがある。とくに、高齢者は若い人にくらべて多くの薬剤を服用しているので、薬剤の相互作用の危険性が高い。高齢者はすべての処方薬の三〇パーセントと、市販薬の四〇パーセントを使用している。[14])

米国国立精神保健研究所の統計によれば、医師は五〇パーセント以上もの頻度で高齢者のうつ病を見逃したり誤診しているという。[55] 高齢者のうつ病の診断は難しいが、これは、症状が軽くうつ病の典型的な症状である抑うつ気分がみられないことが多いためだ。

高齢者のうつ病の症状はむしろ、注意の困難さ、無気力、集中力の低下といった認知症の初期にみられる症状に似ていることが多い。また男性では、焦燥感、疲労感、睡眠障害、興味や関心の低下といった症状もみられやすい。

高齢者は精神疾患に対して偏った見方をしていることが多い。また老年期のうつ病患者は、診察の場面で頭痛、疲労感、消化器症状、はっきりしない痛みなどの身体症状を訴えることが多いが、このような症状は高齢者によくみられる慢性疾患の症状でもあることから、一見するとそれほど重症にはみえない。矛盾したことのようにみえるが、このような症状で医師の手助けを必要としている多くの人は自分の症状を重く考えることなく、症状を隠して明るくふるまってしまうのである。

高齢者の多くは、さまざまな社会的な問題や経済的な問題に加えて、慢性的な病気を抱えながら生活を続けている。そしてそのために家族や多くの医療関係者、さらには患者自身までもが、うつ病の症状をこれらの問題によるものだと考えてしまうことがある。結果として、高齢者のうつ病は適切に診断、治療されずにいるのである。うつ病とその他の病気を合併している場合であってもうつ病の治療はできるし、また治療されるべきであるが、これはうつ病が合併した病気の回復を遅らせ、その後の経過にも影響するためである。

残念ながら、このように老年期のうつ病は見逃されることが多いのだが、うつ病の治療が行われなかった場合の障害や死亡による損失は、計り知れないほど大きい。またうつ病の他にも、有効な治療法があるにもかかわらず、いまだに診断と治療への壁が高い高齢者の精神疾患は少なくない。

六〇歳以上の高齢者において、うつ病は心臓病などとともにもっとも大きな障害を引き起こす八つの病気の一つである。最新のデータを用いた試算によれば、アメリカでのうつ病にともなう生産性の低下、医療費、そして死亡による損失は、毎年三〇〇〜四四〇億ドル（三兆〜四・四兆円）にもおよぶ。[61]

またいくつかの試算によれば、アメリカの高齢者の六分の一までもがうつ病であるという。さらに若い人にくらべて、高齢者はうつ病への恥ずかしさを感じることが多く、かかりつけ医に精神面の症状ではなく身体面の症状を強調してしまうことがある。また彼らは、かかりつけ医以外の治療を受けようとはしないことが多い。うつ病が増加しているという事実は、抗うつ薬の処方が一九八五年から一九九九年のあいだに二倍以上になっていることによっても裏付けられる。[18]

老年期のうつ病が脅威であるのは、以下のような理由による。

・老年期のうつ病は、高齢者の自殺の予測因子としてもっとも重要なものである。アメリカの人口の一三パーセントを占める六五歳以上の高齢者は、二〇〇〇年の自殺による全死亡者数の一八パーセントを占める。[49]
・うつ病は障害や生活の質の低下をきたす原因として非常に大きなものである。
・うつ病と身体疾患が合併すると、その後の経過が悪くなる。
・うつ病になると医療機関や施設の利用が増すことになり、これは医療費の増大につながる。

うつ病――見逃される診断と不十分な治療

老年期のうつ状態や大うつ病エピソードは、その頻度の高さにもかかわらず医療関係者に見逃されてしまうことが多い。その理由の一つは、高齢者には多くの身体的な病気や社会的、経済的な問題がみられることから、医師がうつ病を高齢者にみられる通常の気分の変化だと考えてしまうことによる(47)。さらには高齢者が、その他の年代の人とくらべて、何でも自分で解決しようとする傾向にあることもその一因である。

高齢者では、合併している病気が多いために、うつ病の診断が遅れたり診断がわかりにくくなったりすることが多い。米国精神医学会による診断・統計マニュアル（DSM-Ⅲ-R）は、うつ病の診断基準として以下の七つの項目を挙げている。（1）食欲や体重の変化、（2）睡眠障害、（3）易疲労感または気力の減退、（4）通常の活動における興味の減退、（5）集中困難、（6）無価値観、（7）反復的な自殺念慮または自殺企図。うつ病の診断基準を満たすためには、これらの症状のうち少なくとも五つがみられることが必要だが、複数の症状がみられている場合にはうつ病以外の何らかの慢性疾患である可能性も疑われる。

高齢者のうつ病が見逃されやすいことには、その他にもいろいろな理由がある。前述のように、老年期のうつ病に特徴的な精神症状は、焦燥感、混乱、注意の障害などだが、これらは典型的なうつ病の症状ではないために、医師や患者や家族はこのような症状を単に年齢によるものだと考えてしまうことがある。また研究者たちによれば、一般に高齢者の退職後の生活には多くが期待されているわけではないことから、老年期のうつ病が重大な問題だとは考えられないことが多いのだという。私たちは社会における高齢者の能力を過小に評価し、高齢者の知識や経験の価値を小さく考えてしまうことが多いのである。また過去の報告によれば、高齢者自身も同じように考える傾向があるという[12]。

ひとたびうつ病と診断されれば、薬物療法や心理療法、もしくは両者の併用によって良好な治療経過をたどることが多い。診断さえ行われれば、薬物療法、心理療法、電気けいれん療法、もしくはこれらの併用療法によって、高齢者を含めたうつ病患者の八〇パーセントに効果がみられるのである。薬物療法は、ほとんどのうつ病患者に有効である。うつ病の治療に用いられる薬剤には、三環系抗うつ薬、MAOI（モノアミン酸化酵素阻害薬）、SSRI（セロトニン再取り込み阻害薬）、SNRI（セロトニン・ノルアドレナリン再取り込み阻害薬）の四種類がある。治療上とくに重要なのは服薬コンプライアンス（服薬遵守）であるが、この点が高齢者ではとくに問題となる。推計によれば、約七〇パーセントのうつ病患者は、二五〜五〇パーセントの薬剤を服用していないという[25]。当然のことだが、すべての人が同じ治療法によって改善するわけではないし、基本的にすべての治療には何らかの副作用がある。したがって治療は、その人にとって副作用が許容されるものかどうかといった点もふまえて選択されることになる。

高齢者のうつ病は本人の生活だけでなく家族の生活をも脅かすことがあるが、有効な治療法がある以上、このような苦しみの多くは避けることができるものだといえる。それにもかかわらず、なぜ多くの高齢者は治療されずにいるのだろうか。その理由は多岐にわたる。

・身体的な訴えをすることが多いため、医師に症状を誤って解釈されやすい。
・うつ病という根本的な原因ではなく、特定の症状のみが治療の対象とされてしまうことがある。

・うつ病の人はその症状によって気力がなくなるので、気分的な苦しみを正確に伝えて助けを求めることができない。
・精神疾患に対する偏った見方をしているために、自分自身が精神疾患であることを認めようとしないことが多い。またそのために、治療が遅れたり治療を拒否してしまうことがある。

うつ病は、その他の病気と合併することが多いことに加えて、薬剤によって引き起こされることも少なくない。その代表的な薬剤は高齢者のあいだで広く使用されている降圧剤とH_2ブロッカー（胃酸の分泌を抑える薬）の二つである。この二つの薬剤は、うつ病の原因となる可能性がたびたび指摘されている。またコルチコステロイドと気分変動や抑うつ気分との関連も指摘されている。[35] コルチコステロイドは、ステロイド系抗炎症薬として高齢者が関節炎などの治療のために服用することがある薬剤だ。さらにうつ病は、高齢になってみられる視覚や聴覚などの感覚の障害によっても引き起こされることがある。

高齢者もその他の年代の人と同じように、「憂うつ」といわれるような悲しい気分になることがある。しかしながら、このような気分の変化は通常は一時的なもので、病的なものではない。またそのような憂うつな気分は、家族や友人に支えられながら時間とともに和らいでくるので、さらに何らかの対応が必要になることはほとんどない。

一方でうつ病の症状は、はるかに深刻で長く続く。家族や友人や医療関係者は、うつ病が、努力だけで変えられるような個人の弱さではないことをよく理解する必要がある。その打ちひしがれているようにみえる人は正真正銘の病気なのであって、「気持ちを落ちつかせなさい」とせかしたり、長く続く悲しみから回復させようとして「もっとがんばりなさい」と励ますことには意味がない。このような助言は、がんの患者に対して、自分の意志でがんの進行をコントロールするように助言するのと同じなのである。

アーニーは、中程度の聴力障害がある七五歳の老人だ。補聴器を一年前に買ったものの付けるのが嫌で、何とか障害を隠そうとしていた。彼は、毎週木曜日に娘の家に行って四歳の孫を連れて出すことを習慣としていた。そして、つい先日娘の家を訪れるまでは何とか自分の障害を隠せているものと思っていた。しかしある日、娘の家に入るなり娘から、孫と公園に出かけるのをやめてもらえないかと言われたのだ。「ごめんね父さん、私はただ父さんがテイラーを連れていくことが心配なの。テイラーが父さんに助けを求めても聞こえないかもしれないでしょ」。アーニーにはショックだった。五一年間連れ添った妻を二年前に亡くした彼にとって、孫との関係は安らぎや楽しみの源だった。孫と一緒にいるあいだだけは、孫の幸せを自分のことのように楽しみ、悲しみの中でつかの間の休息をとることができていたのである。

孫との貴重な関係を断たれたアーニーは、自責感や無価値感を抱くようになり、何もせずに引きこもり、何となく罰せられているような気分になっていった。家族は、彼に気力がなくなり混乱することが増えていることを心配したが、このような行動の変化は年齢的なものだろうと考えた。

老年期のうつ病の原因

老年期にみられるうつ病は、若いときのうつ病の再発の可能性がある。一方で、老年期になって初めてうつ病になった場合には、その他の病気や入院や介護施設への入所がきっかけになっている可能性がある。若い人のうつ病と違って、高齢者のうつ病は身体疾患や身体障害や死別による悲しみなどの特定のストレスによって引き起こされることが多い[27]。

その一方で、うつ病には必ず何か一つの特別な原因があるというわけではない。つまり、一つの出来事がうつ病を引き起こしていることがあるものの、原因がはっきりとしないままうつ症状がみられることも少なくはない。たとえば、長年、元気だった人に、突然、家族の死や重い病気といったいくつもの困難が降りかかることによって発症することがある。そしてストレスが続くと、不安や抑うつといった感情面の症状だけでなく、高血圧や心疾患などの身体面の障害が引き起こされる。さらにそれが放置された場合には、身体面や精神面の障害によって、友達や家族や同僚との関係までもが大きく損なわれることがある[60]。

また別の側面からみると、脳の化学物質の変化が気分に影響して絶望感を引き起こしているともいえる。安らぐことがなくストレスが多い生活を送っている人（介護者に多い）が、うつ病にかかってしまうことも多い。

がん、糖尿病、心疾患、脳梗塞といった重篤な病気にかかっている人はうつ病になりやすいが、彼らは病気によって人生がどう変わり、家族がどうなるのかが常に心配なのである。さらにこのような人は、疲労感や不快感のためにうつ症状にうまく対処することができない。最近の研究によれば、うつ病が家族の中で発症することがあり、遺伝的な素因が原因の一つであることもわかってきている[63]。すなわち、両親がうつ病の子はうつ病になる危険性が高い可能性がある。

また多くの研究によって示されているように、うつ病は深刻かつ医学的に危険な状態で、高齢者はと

表 4-1　うつ病の診断が遅れてしまう原因

・高齢者では抑うつ気分が目立たない.
・うつ病でみられる不眠や食欲不振のような症状は，うつ病以外の人にもみられることがある.
・精神科医以外の医師は，うつ病の経験が少ないことがある.
・うつ病の高齢者は，自分の症状を身体疾患のように訴えることが多い.

くにうつ病になりやすいようである。そして残念なことに、高齢者では症状がはっきりしないために診断が難しい。（表4-1）

社会からの引きこもり、混乱、気力の減退、睡眠障害、食欲の変化、記憶障害といった症状は、認知症とうつ病のいずれにもみられる。さらに、実際に認知症とうつ病が合併することも少なくない。しかし重要なことは、うつ病によって認知症のようにみえている場合には、回復可能であるということだ。うつ病が治療されると、混乱や記憶の問題が完全にみられなくなることも多いのである。たとえ医師によってうつ病と進行性の認知症を合併していると診断された場合でも、うつ病の治療は行われるべきである。（うつ病がきっかけで認知症のようにみえている患者の多くは、うつ病が治療されると認知障害が改善する。[24]）

身近に高齢者がいる家族や友人は、老化について正しく理解するとともに、うつ病の症状に注意しておく必要がある。そして症状が続く場合には、徹底した医学的評価を受けさせることが重要である。医学的な評価が遅れたり行われなかったりすると、身体的な問題や障害が大きくなり、不必要に苦しみ、早すぎる死につながることにもなりかねない。

うつ病の兆候

うつ病の危険な兆候がみられているのにそれに気づかずに何も行動を起こさなかった場合、やがては

表 4－2　うつ病が疑われる一般的な兆候

- 持続する悲しみ，不安感，むなしさがある．
- 疲労感や活動性の低下がある．無気力である．
- 日々の生活での興味がなくなる．セックスを含めて以前は楽しめていた活動への喜びがなくなる．
- 睡眠状態の変化，すなわち過眠もしくは入眠困難がある．
- 食べ過ぎ，もしくは食欲不振がある．
- 泣くことが多い．
- 治療後もどうしようもない痛みや苦しみが続く．焦燥感がある．
- 決断することの困難さや集中力の低下，記憶の問題がある．
- 絶望感や罪悪感がある．
- 死について考える．自殺しようとする，もしくは自殺をほのめかす発言がある．

本当のうつ病になってしまうだろう。とくに、慢性疾患を抱えている高齢者や体力と気力がなくなっている高齢者では注意が必要だ。たとえば、フルタイムで充実しながら続けていた仕事を失ったり、この何年かのあいだに大切な友人や家族を失うといった、だれの人生にもあるような経験をした高齢者の多くは、はじめのうちは悲しみを感じるものの、しばらくすれば気分的に健康な状態に戻るとともに通常の生活を取り戻す。しかしながら、うつ病になってしまった場合には、治療をしないと何カ月も何年もまったく症状が改善しないことがあるのだ。（老年期のうつ病の症状はその他の年代のうつ病とは異なるため、研究者たちは、最新の薬物療法と精神療法による複合的な治療が望ましいとしている。[51]）

表4－2のようなうつ病を疑う兆候が二～三週間たっても改善しない場合には、医師による評価を受ける必要があるだろう。

家族や介護者は、最愛の人にみられる微妙な変化にとくに注意しなければならないが、それはその変化が迅速な医療の介入を必要とするものである可能性があるためだ。時折よくなったようにみえたからといって、勘違いしてはいけない。たとえばうつ病の人は、医師の診察のあいだや家族と会っているときには微笑んでいて愛想がよく、一時的によくなったようにみえることがある。うつ病の症状を軽く考えてはいけないのは、うつ病が治療されないと、少なくとも何らかの健康上の問題をこじらせ、最悪の場合には自殺につながることがあるためだ。これまでの研究によれば、自殺者の九〇パーセント以上はうつ病やその他の精神疾患、もしくは物質依存症と診断される状態なのである(11・43)。

自殺は予防可能な、公衆衛生上の大きな問題である。一九九〇年代半ばから、自殺はアメリカの一〇大死因の一つで八位か九位にランクされていて、とくに高齢者では自殺による死亡者の割合が高い(59)。アメリカの人口のわずか一三パーセントを占める六五歳以上の高齢者が、二〇〇〇年の自殺者の一八パーセントを占めているのである。人種や性別で分けてみると、もっとも自殺率が高いのは八五歳以上の白人男性で、人口一〇万人当たりの自殺者数は五九人である。これは、アメリカ国民全体の自殺者数が人口一〇万人当たり一〇・六人であるのに対してその五倍以上である(40・49)。

悲しいことだが、自殺する人の多くはその前に何らかの助けを求めている。これまでの研究によれば、高齢者の自殺者の約七〇パーセントは自殺の一カ月以内に、約四〇パーセントは一週間以内にかかりつけ医の診察を受けているのである(48)。

必要な支援を得る

精神面の微妙な問題について話すことは、多くの人にとって気分のいいものではない。そしてそのために、支援を必要とするような精神的な問題を抱えていても、その家族はなかなか気がつかないことが多いのである。とくに高齢者は、精神的な不調をその人自身の弱さだと考えたり、他人に話してはいけないことだと考えることが多い。またうつ病の人の家族や友人は、「元気を出して」「今の状況に感謝しなさい」などと励ますことがあるが、どちらの言葉も本人の支えにはならない。

必要な支援を得るためにまず必要なことは、みられている問題を認識して、かかりつけ医に相談することである。かかりつけ医は、総合的な身体面の検査によってそれがその他の病気や薬剤の副作用ではないことを確認した上で、必要であれば精神科専門のカウンセラー、心理士、精神科医との面談を勧めてくれるだろう。

その他の多くの健康問題と同じように、うつ病の治療についても経済的な問題が生じる場合がある。しかしながら、一般的に治療は保険でカバーされる。またその他に、無料やスライド制料金で治療の相談に乗ってくれる地域の福祉事務所もあるので、このような場所を利用するのも一つの方法だ。

死別からうつ病になるとき

人生の終盤に配偶者と死別することは特別なことではないし、最愛の人を失ったことに対して反応するのも当然のことだ。その反応には、泣く、悲嘆する、不安になる、動揺する、眠れなくなる、食欲がなくなる、などがある。一方で研究によれば、死別を経験した最初の一年間のある時点では約五分の一の人がうつ病で、一年間を通してみると約三分の一の人がうつ病を経験する。さらに死別を経験したすべての人は、さまざまな不安障害やうつ状態になりやすい。したがって配偶者との死別は、うつ病治療における大きな課題といえる(59)。

医師たちのあいだでは、高齢の未亡人が医療機関を利用する頻度が高いことが古くから知られていて、その原因として腰椎骨折や栄養不良や機能障害の増加などが挙げられてきた(7・32・50)。しかしその他に、死別を経験した人は、お金や服薬の管理や家事が困難になることが多く、人によっては入浴や着替えや食事のような日常的なことさえもしなくなる。死別によって残された人は、頭痛や疲労感やはっきりしない痛みといった体の不調を気にすることが多いが、その他に感情面の障害や心理的な問題がみられることもあるので注意が必要だ。当然のことだが、何らかの体の不調がある場合にはすべて調べてもらうことが重要で、結果によってはさらに細かい検査が必要になることもある。また死別を経験した人は、認知機能についても調べてもらうことが望ましいだろう。研究によれば、配偶者を亡くした後に生活上の問題が目立ってくることが多いのである(9・21・41・52)。

死別を経験した人は、最愛の人を失った悲しみを乗りこえて、家族や友人との関係をふたたび築きあげることによって精神的に立ち直っていく。実際に、死別を経験した人に対するカウンセリングでは、この時期に新しい社会的な繋がりを作ることを勧める。しかしながらこれは、たとえば視覚や聴覚に障害がある人や移動が困難な人や、何らかの認知障害がある人では難しいので注意が必要だ。また、死別の後にはその他にもさまざまな問題があることが少なくない。たとえば、収入の減少、家族内の人間関係の変化、介護付き住宅への転居や介護施設への入所、といった事態に直面することも少なくない。

死別による反応はそれだけでは精神的な障害とはいえないが、注意をしないと精神面を含めた健康に大きな問題を引き起こすことがある。それでは死別した人に対して、家族や友人がすべきことは何だろうか？　まずは、できれば全面的な協力と心からの気遣いができる人によって、本人の不安が取り除かれることだ。とくに、葬儀の準備や経済的な問題への対応、ショックを受けたその他の家族や友人への対応などの混乱とストレスが強い状態が続く死別後の数日から数週間は、その人の思いに耳を傾け、悲しい気持ちをそのまま受け止めてあげるといいだろう。またその他には、家事や金銭管理の支援、膨大な事務処理への協力などが必要になることもあるだろう。

薬物乱用とうつ病

アルコールや処方薬やその他の薬物の乱用は、多くの高齢者にみられる問題で、またその数は増加傾向にある。薬物乱用のために治療が必要な高齢者の数は、二〇〇〇年ごろには一七〇万人だったが、二〇二〇年には二倍以上の四四〇万人になると見込まれている(5)。

アルコールの摂取によって、医学的な管理が必要な高齢者の身体疾患や精神疾患が増加する。具体的には、有害な薬物相互作用、外傷、うつ病、記憶障害、肝臓病、心血管障害、認知障害、睡眠障害などが増加する(17・33)。

つまり、アルコール依存や薬物乱用は、うつ病の原因になる。また米国薬物乱用・精神衛生管理庁の報告によれば、合法的な薬物の乱用や依存は六〇歳以上の高齢者の一七パーセントにみられるという。さらにその報告によれば、アルコールの乱用がみられる高齢者の三分の一には若いときのアルコールの問題がみられていない。したがって、薬物の乱用や依存には加齢にともなうさまざまな状態や環境の変化が関与している可能性が考えられる。

アルコール依存症の高齢者は、医療関係者に見逃されることの多い「隠れた」人たちであるといえる。彼らは、治療につながることが少ないのである。高齢者のアルコール乱用が気づかれにくいのは、若い人にくらべて社会的に孤立していることが多いためだ。また医療関係者や家族が、無気力、混乱、社会的な引きこもりなどのアルコール依存症の兆しを、高齢者にみられるふつうの状態として考えてしまうこともある。

高齢者は薬剤とアルコールを一緒に摂取することが多いが、これは相互作用による副作用の危険性を高める。報告によれば、高齢者は日ごろから二〜六剤の処方薬と一〜三剤の市販薬を内服しているという。[29]また全人口の一五パーセント未満である六五歳以上の高齢者は、すべての処方薬の三分の一を消費しているといわれる。[53]

高齢者は、抗生剤や降圧薬や心疾患治療薬を内服していることが多いが、さらに痛みや失禁や消化器疾患に対してもさまざまな薬剤を内服していることが多い。また重要な事実として、ある調査によれば、高齢者における抗うつ薬の使用頻度は一九八五年から一九九九年のあいだに二倍にも増加した。[18]

高齢者は若い人よりも薬剤の副作用がみられやすく、またその副作用は年齢が高いほど重症化しやすい。一方で高齢者のアルコールの問題は、高齢者向け住宅で行われる集会での飲酒をきっかけに始まることがあり、[4]介護施設に入居している高齢者のうち四九パーセントもの人がアルコール乱用の診断基準を満たすという。[26]さらには、アメリカ人の高齢者の二〇パーセント近くがアルコールの乱用と薬剤の乱用の二つの問題を同時に抱えている可能性も指摘されている。[6,46]

アルコールと薬剤の相互作用は高齢者においてはとくに重要で、なかでもベンゾジアゼピン系薬剤やバルビツレート系薬剤や抗うつ薬といった向精神薬との相互作用が危険である。また、アルコールは多くの薬剤の代謝を阻害するため、アルコールと併用すると副作用がみられる危険性が高くなる。[15,22]

医師にアルコールの使用歴を伝える場合には、すべてを正直かつ正確に伝えなければならないが、それはアルコールと薬剤のあいだに次のような相互作用があることによる。

・アルコールは薬剤の代謝を遅らせるため、飲酒によって薬剤の副作用がみられる危険性が高まる。
・長期間にわたる習慣的なアルコールの摂取は、薬剤の代謝酵素を活性化し、薬剤の効果を弱める可能性がある。薬物の代謝酵素が活性化されると、アルコールが体内からなくなった後もその影響が残るため、飲酒をやめてから数週間にもわたって薬剤の効果に影響を与えつづける。その結果、習慣的に飲酒をしていた人は、飲酒をやめた後になっても飲酒をしない人にくらべて大量の薬剤を必要とすることがある。
・習慣的な飲酒によって活性化された酵素は、いくつかの薬剤を、肝臓やその他の器官に対して毒性を持つ化学物質に変化させることがある。
・アルコールは鎮静剤や睡眠剤の効果を増強する。そしてその結果、死亡事故につながることがある。
・麻酔は通常でも危険をともなうものだが、アルコール依存症の高齢者は胃の内容物の逆流と誤嚥を起こしやすいため、その危険がさらに大きくなる(36)。また、電解質や血液凝固系の異常、肝機能の障害がみられる危険も大きくなる(3・13)。

高齢者のアルコール依存症をみつけるのは簡単なことではないが、それはその症状が若い人にみられる典型的な症状とは異なることによる。また医師や家族は、アルコールの乱用による症状を、加齢による変化だと考えてしまうことも多い。とくに、判断力の低下や無気力は通常の加齢によってもみられるものだと誤って考えている家族や専門家は、高齢者のアルコール依存症を見逃す危険性が非常に高い。

アルコール依存症と、アルコール依存症によって影響を受ける高齢者や家族に対して、メディケアは莫大な費用を支出している。今後、多くのベビーブーマー［訳注　アメリカでは一九四六年から一九五九年までに生まれた世代を指す］が高齢になっていくが、この年代はその前の年代にくらべて物質依存の傾向が強いことから、アルコール依存症患者はさらに増加すると見込まれている。

支援を断られたとき

一般論としてアルコール依存症患者に対して支援を押しつけることはできないが、その例外的な場合としては、暴力事件を起こして裁判所で治療命令を受けた場合や、救命処置が必要な場合などが考えられる。

多くのアルコール依存症の専門家たちは、最愛の人を治療につなげるための、具体的で実践的な方法を示している。まずはじめに、家族はアルコール依存症を許すことをやめ、さらに依存症の人を守ることをやめなければならない。そうすることによって、アルコール依存症の患者に、アルコールの過剰摂取によるすべての苦しい影響を体験させることができる。高齢のアルコール依存症患者を適切な福祉機関につなげる場合には、かかりつけ医や牧師を利用すると上手くいくことが多い。注目すべきことだが、高齢のアルコール依存症患者は、他の年代の患者にくらべて治療が成功する場合が多い。高齢の依存症患者は、いったん治療を受けると決心すると、そのプログラムを続けられることが多いのである。

治療の選択肢

精神科の専門医とかかりつけ医は、いずれもうつ病の治療にあたることができるだろう。患者によって治療法が異なる場合があるが、実際にうつ病の治療にはいくつかの選択肢がある。たとえば抗うつ薬は、気分を改善し、集中力を高め、睡眠の障害を改善する。しかし、高齢者がうつ病の薬物療法を受けている場合には、次に挙げるような点を注意しなければならない。

・高齢者では、十分な効果がみられるまでに時間がかかる。
・副作用を生じさせずに治療の効果を得るためには、薬剤の量を慎重に検討する必要がある。
・多くの高齢者は処方どおりには服薬していない。米国国立精神保健研究所の推計によれば、高齢者の約七〇パーセントは、処方薬の二五～五〇パーセントを内服していない。このため家族や介護者は、高齢者が処方どおりに内服しているかどうかを確認する必要がある。

そのほかにも高齢者が利用できる治療法がある。まず、カウンセリングについては有効性が確認されていて、薬物治療と併用した場合にはさらに効果が期待できる。また、（専門家による）公的な支援団体や（家族や友人による）私的な支援団体から、ストレスの対処法やさまざまな支援の情報を得ることもできる。

医師が心理社会的な治療戦略を立てることもあるが、このような治療はうつ病の治療にたいへん効果的である。これまでの研究によって、とくに認知行動療法や対人関係療法といった短期間の心理療法が高齢者のうつ病に効果的であることが示されている。[30] 認知行動療法は、自分の思考パターンを認識して、うつ病になりやすいネガティブな思考パターンを変えることを目的とする。対人関係療法は、対人関係を改善させるための他人とのかかわり方に焦点をあてる。このような心理療法は、単独で行われた場合でも、心身の健康を長く維持することが示されている。ある研究によれば、これらの治療を組み合わせることによって、高齢者のうつ病の約八〇パーセントは回復したという[34]。さらには、うつ病の再発を減らす効果があることも確認されている[54]。

このような心理社会的な治療は、単独で行われることもあれば、抗うつ薬による治療と併せて行われることもある。高齢者であっても、治療によって症状の再発が抑えられて、精神状態や生活の質が大きく改善することによるメリットが大きいのは当然のことである[56]。

高齢者のうつ病の治療では、薬物療法やカウンセリングに加えて、電気けいれん療法が行われることがある。高齢者では、抗うつ薬に対する反応率が若い人にくらべて低いので、結果として電気けいれん療法が行われることが少なくない。しかし高齢者では、電気けいれん療法によっててんかんが誘発される可能性があるので、医師によってその危険性と効果が検討されることになるだろう。

電気けいれん療法と抗うつ薬による治療について、患者と介護者はよく勉強しておく必要があるが、それはこれらの治療に混乱や認知障害や身体合併症の危険性があるためだ。

うつ病の治療に対する反応性は、人によって違う。もし数週間たっても症状が改善しなければ、その治療は見直されることになるだろう。

症状についての補足

アメリカ人の五人に一人は一生のうちに治療を必要とする何らかの精神疾患にかかり、さらに多くの人は生活が楽しくなくなるような精神的な問題を経験する。しかしその問題に対して支援を求めること

表 4－3　うつ病のおもな症状

気分の症状	身体症状
不安感	普段とくらべて睡眠が過多，または不眠
罪責感	普段とくらべて過食，または食欲低下
かつては楽しめていたことに対する興味の明らかな減退	反復性の頭痛，腹痛
落ち着きのなさ，焦燥感	強い疲労感
無価値感，孤独感	慢性的な痛み
絶望感	倦怠感，感覚の低下

は簡単なことではないだろう。そしてその本人や家族は、おびえたような状態になって、ようやく医療機関を訪れることになるのである。

米国国立精神保健研究所では、表4－3のような症状がある場合には専門の医療機関を受診することを勧めている。

これまでの研究によって、高齢者のうつ病には臨床的にも生物学的にもさまざまなタイプがあることが明らかにされている(30)。とくに、高齢になってうつ病を発症した人は、成人の早い時期にうつ病を発症した人にくらべて慢性的な経過をたどりやすい。また、高齢になって発症したうつ病は、脳血管性の変化と関連があるとの報告が増えつつある(48)。

薬物治療

高齢者のうつ病に対して、抗うつ薬による治療と短期間の心理療法はいずれも効果があることが確認されている(30)。現在使われている抗うつ薬は、大脳の特定の神経伝達物質の機能に作用する。なかでも、ＳＳＲＩ（選択的セロトニン再取り込み阻害薬）などの新しい抗うつ薬は、重大な副作用がみられにくいために、ＴＣＡ（三環系抗うつ薬）やＭＡＯＩ（モノアミン酸化酵素阻害薬）などの古い抗うつ薬にくらべて使用されることが多くなっている(54)。薬物治療に対する反応には個人差があるが、いずれの抗うつ薬もうつ病に対する効果が確認されている。（処方を受けている高齢者の約五人に一人は高齢者としては不適切な薬剤の処方を受けているが、*Archives of Internal Medicine* 誌の二〇〇五年八月号には、この不適切な薬剤の上位にアミトリプチリンとドクサピンの二つの抗うつ薬が挙げられた。[23]）

うつ病の治療における注意点としては、次のようなものが挙げられる。

・抗うつ薬による効果がみられるには、数週間かかることがある。またうつ病が改善したとしても、医師はしばらく内服を続けることを勧めるだろう。高齢者は、すでに受けている処方を見直されることなく追加の薬剤を処方されることが少なくないが、これは危険なことがある。薬剤の相互作用を防ぐために、新たな薬剤を処方されるときには、患者はすでに内服しているすべての薬剤を医師に伝えなければならない。そしてその薬剤には、ビタミン剤やハーブなどのすべての市販薬が含まれなければならない。

・抗うつ薬を処方された人は、処方どおりに内服しなければならない。そしてそのためには、患者だけでなく家族が内服に関与する必要がある。抗うつ薬の効果を感じるには数週間かかることがあり、薬剤によっては副作用がみられることもあるので（もっとも多いものは口渇と便秘、ときには体重増加も）、治療を続けていくために支援や励ましを続けることが重要である。

多くの副作用は、さらに薬剤を追加することなくコントロールできることが多い。たとえば、便秘や体重増加は、食事や水分の摂取に注意して、規則正しく運動することでコントロールできるだろう。運動にはその他に、セロトニンを増加させて幸福感を高める効果もある。また口渇がある場合には、無糖のガムやキャンデーを口に入れたり水分を多めに摂ることによって和らげることができるだろう。

その他の治療としてハーブを使用することについて、患者と医療関係者から大きな関心が寄せられている。ハーブの一つである「セントジョーンズワート」は、ヨーロッパではうつ病の治療薬として長年にわたって広く使用されてきた。しかしこのハーブは、アメリカで同じように受け入れられているわけではない。二〇〇〇年にFDAが発表した公衆衛生に関する勧告では、セントジョーンズワートが、心疾患、うつ病、いくつかの悪性腫瘍、移植の拒絶反応などの治療に使われる多くの薬剤の代謝に影響を及ぼす可能性があるとの警告がなされた。患者は医師に相談することなく、ハーブを摂取するべきではない。現在、米国国立補完代替医療センターとFDAは、ハーブ療法についての研究を共同で行っている。

急増する高齢者人口とうつ病

うつ病は、第二次世界大戦前に生まれた人よりも、ベビーブーマーのあいだでより多くみられるようだ。また最近の報告によれば、うつ病になる危険性は女性と、配偶者と別居または離婚した人で高くなる(19)。しかし残念なことに、有効な治療法があるにもかかわらず、うつ病の人の中で実際に治療を受けている人は三分の一以下である。

米国国立精神保健研究所と関連の機関は、うつ病が治療できる病気であることを啓蒙するための公衆衛生活動を推進している。さらにこの分野の専門家たちは、うつ病をごく初期の段階で発見することと、うつ病のリスクのある人をスクリーニングすることによって、うつ病を予防できる可能性があるという最新の研究成果に注目している。

うつ病になると、一般的に多くのことを周囲に依存するようになり、また生活上の障害が大きくなるために、患者本人だけでなくその家族にも大きな苦悩をもたらすことになる。研究によれば、うつ病である高齢者の多くは人生の多くの時間をうつ病を抱えながら過ごしてきた可能性があるが、一方で高齢になってから初めてうつ病になることも少なくない。八〇代や九〇代になってから、うつ病になる可能性もあるのだ(2)。

うつ病は治療することができる病気なので、多くのうつ病の高齢者が治療を受けていない現状は不合理ともいえる。多くの研究によって、うつ病は脳の障害であり、治療によって効果が得られればその障害が実際に改善することがわかってきている。しかしながらこのような事実にかかわらず、いまだに多くの人は、うつ病を加齢にともなう通常の変化の一部であると考えてしまっているのである。医療関係者のさまざまな努力によって、少しずつではあるが、この間違った病気の理解が変化していることは心強い。

なぜうつ病は治療されないことが多いのか

うつ病は、かつては大脳の神経ネットワークを介して情報を伝達するための神経伝達物質の異常によって引き起こされる化学的に不均衡な状態だと考えられていた。しかしその後明らかにされた事実によって、この見方は変わりつつある。現在では、ストレスや外傷的な体験とうつ病との関係、さらにはこれらの体験による思考パターンや身体面の変化は非常に複雑で、そこにはさまざまな生物学的な要因や遺伝学的な要因や社会的な要因が関与していることがわかっている。

また、かつては脳の構造は加齢にともなって大きく変化するものではないと考えられていたが、画像技術の進歩によって状況は大きく変わってきた。今では、脳は加齢とともに萎縮し、この変化は知性や感情を支配する重要な部分にもはっきりとみられることがわかっている。さらに、感情の反応をコントロールする内分泌系や免疫系が、年齢とともに変化することもわかっている。

老人差別による診断や治療への影響

うつ病の発病には多くの要因が関与している。科学者たちは、遺伝的にうつ病になる危険が高い人がいると考えていて、このような遺伝は両親やさらに遠い血縁から子供に引き継がれる可能性があるという。しかしながら実際には、原因がわからずにうつ病になる人も多い。

高齢者はさまざまな病気を抱え、死別を経験して、社会的な状況の変化に翻弄されるものだが、ほとんどの高齢者はこのような変化に時間をかけながら対処している。自分のことを自分で対処できるかどうかというのは人生の満足感に強く結びつき、また、自分の人生を自分でコントロールしているという感覚があるかどうかはその人の全体的な健康感や幸福感を左右する。したがって、多くの高齢者が自らの選択で生き方やどのような社会的な支援を受けるかを決めることができれば、うつ病の予防につながる可能性があるといえるだろう。

多くの高齢者とその家族は、うつ病の症状についてよく知らないだけでなく、うつ病が医学的な病気であることさえも知らないものだ。さらには、うつ病がどのように治療されるのか、また治療すべきかどうかも知らない。残念ながら、慢性的な病気になったり、友人や配偶者を亡くしたり、運転や外出ができなくなったり、深く混乱するような変化に直面したときに、高齢者が抑うつ的になるのは病気ではないとの誤った通説がいまだに広く受け入れられているのである。さらにこれも間違っていることだが、うつ病になることは性格的な弱さや個人的な欠点であると責める人がいる。そしてその結果、本人や介護者がうつ病を恥ずべきものだと考え、うつ病になったことについて自分自身を責め、支援を求めることをためらってしまうことが多いのである。

うつ病の危険性を高める要因

うつ病のおもな危険因子は、うつ病の既往歴、うつ病の家族歴、過去の自殺企図歴、女性であること、社会的な支援がないこと、物質乱用があることなどである。また先に述べたように、うつ病に対する社会の偏見は小さくないので、そのために治療に繋がらないことがある。

高齢の女性は男性の二倍ほど深刻なうつ病になりやすいので、女性であることはうつ病の大きな危険因子であるといえる。その理由として、女性が男性より長生きすることのほかに、女性ホルモンなどの生物学的な因子が影響している可能性が考えられている。(女性のうつ病は、骨密度の減少に関連している。[39])

うつ病に関連するその他の要因には次のようなものがある。

・介護者の多くは女性であるが、そのような女性には、介護や世話をしているその本人(とくに高齢の親や自分の子供）との関係を保つための大きなストレスがかかる可能性がある。
・未亡人や未婚者、また社会的な繋がりがない人はうつ病になりやすい。
・心疾患、脳梗塞、腰椎骨折、黄斑変性症（高齢者にもっとも多い視覚障害）といった病気や、心臓のバイパス手術などのいくつかの手術は、うつ病に関連している。

一般的にいって、病気の回復が遅いときや治療を拒否するとき、さらには治療後の退院を本人がためらう場合などは、医師や介護者はうつ病の可能性を考えるべきだろう。

介護施設でうつ病はどの程度みられるか？

一九四六年から一九六四年のあいだに生まれたベビーブーマーの場合、最愛の人は、自宅ではなく介護施設で生活していることが多い。これは、高齢者が一般に自宅での生活を望んでいることを考えると特殊な状況といえるだろう。

一五〇〇万人に達する介護施設の入居者では、うつ病の割合が高い。当然のことながら、介護施設に入居するということは、自由がなくなり、個人の空間が小さくなり、プライバシーがなくなることを意味する。したがってうつ病は、入居することによる生活環境の変化に対する自然な反応ともいえるだろう。また重要な事実として、介護施設に長期の入所を続けることが多いアルツハイマー病やパーキンソン病やその他の慢性疾患の人にはうつ病が多い。このような現状があるにもかかわらず、残念ながら、介護施設に入居している多くのうつ病患者は治療を受けていない。つまり、このような人々は耐え難い苦痛を強いられているともいえるのである。

長期の入所施設でうつ病を発見して治療することは簡単なことではないが、それは次のような理由による。

・うつ病と認知症の症状が重なり合い、区別するのが困難なことがある。

・うつ病の診断や治療には、保険上の制約や医師の時間的な制約があることが多い。

・専門家の数が不足している可能性がある。

介護現場で働いている人たちのあいだでは、以前から、長期にわたって施設で生活している人にうつ病が多いことが知られていたが、二〇〇六年の研究ではさらに別の危険が明らかにされた[31]。介護施設に入居している認知症の人はうつ病に三倍なりやすいだけでなく、攻撃的にもなりやすいことが明らかにされたのである。またこの攻撃的な行動は、せん妄や幻覚や便秘にも関連していた。うつ病と攻撃性の関連を示す研究はほかにもあるが、攻撃性に対して抗うつ薬が有効かどうかを調べた研究はない。

脅迫的な言動や威嚇的な言動は、その他の入居者や職員の心を深く傷つけるので、このような言動に結びつく要因は早急に治療されなければならない。一方で、介護施設の入居者が混乱している場合には、その背景に何らかの状態の変化があることが多い。たとえば混乱は、尿路感染症や肺炎や、尿意や便意によるものかもしれないので、職員はこれらの可能性がないかを確認する必要があるだろう。また認知症では攻撃性がみられやすいが、これは記憶障害が恐怖心をもたらし、また見当識や意思の疎通にも問題を引き起こすためである。

介護施設で働く人は、攻撃性に対して次のように対応するといいだろう。

・テレビの大きな音量や居住者が驚くような活動などの周囲からの刺激を取りのぞく。
・入居者が混乱した場合には、注意を別の方向に向ける。
・入居者に話しかけるときには、視力や聴力の低下を考慮する。
・認知症の患者が答えようとしているときには、急がせずゆっくりと待つ。

このような方法が上手くいけば、入居者による暴力や危害を大きく減らすことができるだろう。(31)

多くの長期入所施設では、適切な介護を行うために入所の際にうつ病のスクリーニング検査を行っているが、スタッフはうつ病の兆候に早期に気づくためにさらに訓練を行う必要がある。また家族は日中や夕方のさまざまな時間帯に最愛の人を訪れて、施設でどのような介護が行われているかを確認するといいだろう。さらには、施設でどのような薬剤を服用しているのか、なぜその薬剤を服用している場合には副作用がみられていないかなども確認するといい。

最愛の人が呼吸療法や包帯交換などの処置を受けている場合には、その処置が行われている理由とその効果についても確認するべきだろう。(うつ病と認知症の症状が似ていることがあるというのは事実だが、はっきりと異なる点が一つだけある。認知症の患者が質問に対して懸命に、積極的に答えようとするのに対して、うつ病の患者は内向きで無気力、そして消極的である。)

うつ病は予防できるのか?

人々は、精神面の健康を維持するための重要な第一歩を踏み出さなければならない。それは、人生の大きな変化に対する準備をすることだ。人生の変化としてよくあるのは、退職と長年住んでいた住居からの転居だろう。またうつ病を予防するための、次のような実践的な方法もある。

・友情を育み、維持する。

・趣味を作り、新しいことを学ぶ。精神面と身体面の活動を維持するような趣味を持つ。

・家族と連絡をとりあう。悲しいときや寂しいときには助け合う。

・運動を行い、バランスのとれた栄養のある食事を続けることによって、健康を維持する。

・心と体の健康のために、生活習慣を変える。

高齢者のうつ病をみつけて治療をするだけでは十分とはいえない。高齢者のうつ病については、高齢者によくみられる糖尿病や高血圧などと同じように、スクリーニングの検査と治療が行われることが必要なのである。

アメリカの一般外科医であるサッチャー医師は、一九九九年のメンタルヘルスに関する報告書の中で、うつ病などの精神疾患は真の病気であり、必ず治療されなければならないものだと強調した。さらに、家族や介護者がこの問題を認識して、助けの手を差しのべることが必要だと述べた。彼のアドバイスは次の一言につきる――遅れるな、今すぐに行動しよう！

第5章　だれが介護するのか？
——介護者の問題

　世界的な高齢者人口の増加にともなって、認知症患者の数は脅威的な勢いで増加している。現在二四三〇万人と推定されている認知症患者は、さらに今後、毎年四六〇万人ずつ増加すると見込まれているのである。[7] この認知症患者の増加はかつてない問題を引き起こしているが、世界の福祉関連の当局者たちはその中でも二つの大きな問題を挙げている。一つは膨大な医療費の問題で、もう一つは先細りする生産年齢人口に託されることになる介護の問題である。[18]

　高齢化したベビーブーム世代がさまざまな医療サービスを必要とするようになるときには、家族や社会はこの世代を支えきれなくなる可能性さえあるだろう。[16]

　世界中の介護者には、同じような特徴、責任、そしてストレスがある。多くの場合、介護者は高齢の配偶者もしくは成人した子である。介護者が高齢の配偶者の場合には、介護を行いながら自分自身の健康問題にも対処しなければならないだろう。一方で、介護者が成人した子の場合には、介護の責任を果たしながら仕事を続け、さらに自分の家族を支えなければならないだろう。介護者の多くは、突然、どのようなことが起こるのかもわからないまま介護を始めることになるのである。この家族による介護の

表5-1　介護者の負担

介護者には大きな負担がかかるものだが，アメリカでの長期にわたる介護実態調査やその他の研究からは，次のような事実がわかってきている． ・介護者は，介護のために平均して週20時間を使い，介護される高齢者が複数の障害を持っている場合にはさらに多くの時間を使っている． ・障害を持つ高齢者の介護は誰にとっても身体的に厳しい仕事であるが，介護者の半数を占める高齢の介護者にとってはとくに厳しい仕事である．そしてその結果，3分の1の介護者は自分自身の健康面に不安を感じている． ・介護は精神的に負担の大きい仕事で，介護者におけるうつ病の有病率は一般人口にくらべて高い． ・約3分の1の介護者は自分の仕事と介護の責任の2つを負っていて，このうち3分の2の人は，仕事のスケジュール調整を行い，仕事時間を短縮し，無給の休暇を使わざるを得ない状況にある．

問題は、今後、地域に住むだれもが巻き込まれるような大きな問題になっていくだろう。（表5－1）

推計によれば、アメリカでは六〇〇万人以上の成人が、高齢になった家族に対する長期の介護を無償で行っている。[30]これだけでも十分に困難な状況といえるのだが、推計どおりに今後さらに何百万人もの認知症患者が生じた場合には、状況は一層悪化することになる。現在、アルツハイマー病とその他の認知症患者の七〇パーセントは自宅で家族や友人に介護されながら生活しているが、[1]その経済的な負担は、身体的・精神的な負担と同じように今後さらに大きくなる。[11]

これまでも、だれかが病気になったり障害を負ったときにはその家族が介護することが多かったが、今日行われている介護は一世代前の介護と同じではない。今日の介護は、次のような理由のために、さらに困難なものになっている。

・介護を必要とする期間が、以前にくらべてはるかに長くなっている。
・現在介護を必要としている人は、以前にくらべてはるかに高齢で多くの病気を抱えている。

・多くの女性は働いていて、すぐに介護を始めることはできない。
・働いている女性の出産年齢は三〇代から四〇代と高くなっているが、このような女性は、両親を介護しなければいけなくなるころ、同時に自分の子供の世話もしなければならない。

長期間にわたる認知症の介護は極度の疲弊をもたらすが、その負担は子供の世話とは比較にはならないほど大きい。なぜなら、子供の世話には将来の夢があるのに対して、認知症の介護には将来的にさらに大きな困難が待ち受けているからだ。人口の高齢化とともに、高齢者とその重荷を背負うことになる介護者は増加していく。すなわち、今後、社会は非常に大きな経済的・人的な負担を抱えることになるのである。

よく行われているような子や配偶者による介護の状況について、今後十分に検討を行っていく必要がある。状況が安定して変化が少なければ「その日そのときを精一杯過ごしていく」ことで何とかなるかもしれないが、それでもその状態を長期にわたって続けることは難しいだろう。

認知症の患者と家族は、さまざまな理由から、認知症の診療経験のある医師を主治医とすることが望ましいだろう。そのような経験のある医師は、患者と家族に大きな安心感を与えてくれるのである。そして診察の際には、医師の了承を得た上で録音させてもらうといい。医師の話は難しく、注意していても説明と指示を正しく覚えておくことはできないことが多いが、録音しておけばその内容を後から介護者や家族に聞かせることができるし、それは患者にとってもいい復習になる。何度も聞くことによって、説明や指示は頭に残りやすくなるだろう。

医師の診察を受けるときには、患者の様子をよく注意しておくことが必要だ。認知症の患者は、診察の内容を理解できないことが多いからだ。場合によっては医師が細かい医学的評価に入らないこともあるが、このときには家族が患者と一緒になって細かい話を進める必要はない。医師は患者の様子をみながら、さらなる評価を延期していることもあるのだ。このようなときには、事実を明らかにすることを急ぐよりも、患者に対して治療が終わるわけではないことを説明して安心させることが重要だろう。

医師は最初に患者だけを診察して、その後、家族や介護者を同席させて診察することもあるだろう。一方で、認知症患者はどのような診察が行われているのか正しく理解することはできないかもしれないが、事実を知る権利があるのも確かである。説明の際には、多くの医療関係者は細心の注意を払いながら、患者のどのような反応にも共感を持って対応してくれるだろう。また質問に対しては誠実に答えてくれるだろうが、高齢の認知症患者に一度に多くの情報を与えて困惑させないように注意しながら、結果の詳細を説明しないこともあるだろう。たとえば、医師は脳のどの部分が記憶に関与しているのか、どのような変化が脳で起きているのかといったことを説明しないかもしれない。しかしそうであったとしても、医師は患者に画像検査の必要性を説明するとともに、どのような薬が有効なのか、その他にどのような医療関係者に相談する必要があるのか、といったことについては説明してくれることだろう。

診察の結果、患者や家族によくない結果が伝えられた場合には、医療関係者はその後の治療計画を説明して、質問があればそれに答え、スタッフから医療資源に関するアドバイスが得られることを保証してあげることが重要だろう。

ルイスは、五六歳の最愛の妻マーガレットが重大な問題を抱えていることを長いあいだ認めようとはしなかった。しかし、ある朝マーガレットが起きて自分に「私たちはいつ家に帰るの?」と尋ねるのを聞いて、その問題を認めざるを得なくなった。彼女はその後、彼と一緒に家の周りを歩いては同じ質問を何度も繰り返すようになった。さらにルイスは、彼女がもはや身の回りのこともできなくなっていることに気づいた。彼女は日常生活のすべてのこと、たとえば歯を磨くことから食事をとることにまで手助けを必要とするようになったのだ。かつては完璧にこなしていた炊事もできなくなった。しかしルイスは、どんなに家族がマーガレットを受診させるよう勧めてもかたくなに拒否した。また、地域の社会資源にも頼ろうとはしなかった。彼はこの問題を、これまでに解決してきたさまざまな問題と同じように、彼一人で解決すると決めていた。買い物に行ったときに彼女がいなくなってしまうという事件があってからは、ルイスは家に鍵をかけて彼女を閉じ込め、すべての用事を一人で済ませるようになった。

ルイスは、自分は一人でマーガレットに対する責任を負うべきで、何らかの支援を得ることは自分の弱さを認めることと同じだと考えていた。さらに彼は自立心が強く、自分の生活や経済状況やその他の個人的な事柄を、地域の支援機関に知られることに抵抗感が強かった。しかし同時に、彼は無力感に襲われていた。なかでも、長いあいだ愛し合いともに生活をしてきたマーガレットが変わっていくのをみると、どうしようもないやり切れなさを感じた。

両親と一緒に暮らしていたエディーの職場に、ある日の午後、父親から取り乱した様子で電話がかかってきた。母親が美容室から帰ってこないというのである。「電話もかけてこないんだ。探しようがないじゃないか」と父は叫んだ。数時間後、母は美容室近くの銀行の駐車場で徘徊しているところを近所の人に発見され、自宅まで車で送ってもらった。しかしその後、母親を怒鳴りつける父親をみて愕然としたエディーは、父親に、母親を受診させるべきだと説得した。母親は何人かの専門医の診察を受けて、多くの検査を受けた結果、血管性認知症であると診断された。

エディーの父親はほっとした様子で、「何はともあれアルツハイマーじゃなくてよかった」と話した。エディーもエディーの父親も、血管性認知症が進行性の病気で、最終的にはアルツハイマー病と同じような障害をきたすようになるとは知らなかった。

介護者——困難と責任

トラブルは往々にして、介護者が、医学的な知識を得て利用可能な介護サービスをみつける前に生じるものだ。最愛の人にみられる対応が困難な行動面の障害と、健康状態の急激な悪化は、そのようなトラブルの代表的な例である。そして、このようなトラブルが生じてから外部の援助をみつけようとしても苦労することが多いのだ。前記の、高齢の両親を持つエディーの場合には、血管性認知症について学ぶことが必要だろう。彼女は認知症がどのようなものかを理解する必要があり、とくに両親に理解してもらうことが難しい場合には、彼女自身がいろいろな責任を負わざるをえないだろう。まずは「認知症」の意味を調べることが第一歩である。

認知症それ自体とは別の重要な問題は、高齢者の抱える危険である。例として、前記のマーガレットとその夫であるルイスのケースを考えてみよう。マーガレットには、夫によって怪我をさせられる危険と徘徊によって怪我をする危険があった。一方ルイスには、うつ病になる危険があった。なぜなら彼は、妻の認知症が進行したときにどのようなストレスがかかるのかを理解していない上に、支援を得るための制度についても知らないからだ。ルイスの場合には、地域の高齢者支援機関に相談することによって、いろいろな支援を得ることができただろう。またマーガレットに対しては調査員による評価が行われるべきだった。そうすればケースワーカーに、どのような選択肢があるのかをアドバイスしてもらうことができただろう。この「選択肢」には、デイケアから家族カウンセリング、家事援助や身体介護などが含まれる。

認知症患者が自宅で生活している場合には、介護者と家族は、患者にみられる身体面と精神面のさまざまな問題に対処しなければならない。そしてその結果、彼らは、細心の注意を払いながら体力を消耗していくようなストレスの強い状態にさらされることになる。患者の混乱した行動や睡眠障害、攻撃性、興奮によって、介護者や家族がけがをすることもあるだろう。実際に、認知症患者が施設に入所する理由としてもっとも多いのは、介護者や家族のけがなのである(6)。

一方でフレッドの場合は、多くの認知症患者がそうであるように、自分が病気であるとの認識がないまま激しく騒いでいた。彼には妄想による行動がみられ、また抑うつ的であることが多かった。総合的な医学評価によって、フレッドは中等度のアルツハイマー病であると診断された。彼には短期記憶の障害がみられ、長期記憶についても障害がみられはじめている状態だった。診察をした医師は、フレッドの息子に対して、薬物治療や行動療法について説明し、治療によって身体面と精神面での興奮が改善する可能性があることを話した。具体的には、妄想を治療するための抗精神病薬とうつ状態を改善するための抗うつ薬についての説明が行われた。その他に、問題行動への対応についても話し合いと説明が行われた。患者の問題行動は、その行動が生じるきっかけを取りのぞくことによって改善することがある。たとえば、患者が攻撃的になるのは、トイレの場所がわからないときではないだろうか？　複数の人が同時に話しかけたときではないだろうか？　もしそうであれば、トイレの前のドアにトイレの絵をぶらさげたり、来客を制限するなど、その原因を取りのぞくことによって行動が改善する可能性がある。

認知症患者の威嚇的な態度は、患者の気持ちをそらして注意を他へ向けさせると落ち着くことが多い。音楽を聴かせることも効果的だ。ペットを撫でて落ち着かせるのと同じである。その他に、決まった時間に食事やトイレに行かせて規則的な生活を送らせることも大切だが、入浴などについては拒否する場合には無理にさせない方がいい。また、毎日運動をさせることも大切だが、これは身体的な機能を維持・改善させるためだけでなく、ストレスを発散させるためでもある。フレッドの担当医は、治療が行われれば、何らかの症状が残るかもしれないものの、状態はかなり安定する可能性があると話した。

治療計画の中で重要なことは、患者の家族と医師が、治療の対象となる行動と治療のゴールについての認識を一致させておくことだ。そうでないと、治療の結果に不満が残ることになる可能性が高い(6)。フレッドの息子たちは、医師の指示にしたがい、父を自宅で介護するための準備をはじめることにした。

一人で生活する高齢者は、フレッドのように、近くに住む家族から何らかの支援を得ていることが多い。二〇〇二年に行われた退職後の健康状況に関する調査によれば、何らかの障害をもつ高齢者の一〇人のうち九人には成人した子がいた。また一般には、高齢者の子たちはさまざまな地域に住んでいてすぐに支援を得られる状況にはないと思われているが、この調査によれば高齢者の六二・五パーセントには一〇マイル以内に住む子が一人以上いた(16)。

有料の支援を利用しているケースというのは実際にはそれほど多くなく、多くの場合は妻や娘などの女性が、障害をもった高齢者への日常的な支援を無償で行っている。しかしながら、高齢者はいくつもの身体的な病気に加えて精神的な問題を抱えていることが多いので、このような無償の支援だけでは手に負えなくなることが多い。

介護する家族にとってその責任を負うことは大きなストレスだが、これはそのような家族の多くが自分の仕事を持ち、さらには自分自身の健康問題も抱えていることが多いからだ。介護者の平均年齢は六〇代で、その七五パーセント以上は女性である。かつてにくらべれば献身的に介護を行う男性も増えているが、いまだにその中心は女性である。したがって、介護は女性の問題であるともいえるだろう。(12)

六八歳になる体格のいい男やもめのフレッドのことを、二人の息子はたいへん心配していた。彼は妻が亡くなってから数年間にわたって一人暮らしをしていたが、これまでは何の問題もみられていなかった。しかし最近になって、様子や態度に変化がみられるようになり、とくにこの数週間はおかしな行動が目立つようになってきたのである。彼はもともとビジネスマンとして成功し、いつも身だしなみを整え経済知識も豊富だったが、今では髭を剃らず、髪の手入れもせず、手紙は読まずに捨ててしまうことが多くなった。

フレッドは経済的には余裕があるが、家賃を払わないためにマンションを追い出されそうになっていた。また息子が、金銭管理を手伝おうとしたり床屋に行くよう勧めたりすると、興奮して「俺のものを奪おうとするな」「余計なことをしやがって」などと怒鳴った。このように脅迫めいたことを言うようになったため医師に診てもらったが、病院に連れていくのは本当に一大事だった。

その現実

日常的な介護は娘によって行われている場合が多いが、多くの高齢者はその他の人からも何らかの支援を受けていて、これは介護を中心的に行っている人の配偶者や娘、すなわち本人の義理の息子や孫であることが多い。しかしながらこのような支援者が行う介護の量は、中心的に介護を行っている人にくらべてはるかに少なく、(31)またその支援は一時的であることが多い。

家族の中でだれがどのような支援を行い、どのような責任を担うかを決めることは、ストレスの大きな仕事だ。またこのような検討の結果、中心的な介護者が他の介護者に対して誤った期待を抱いてしまうこともある。すなわち、「だれが何をするか」ということについて思い込みがあったり、細かい点があいまいだったりすると、あとで必ず問題になる。その他の問題として、家族の中で介護の必要性についての意見が一致しないことがある。たとえばほとんど顔を出さない親戚は、中心的な介護者が実際にみているよりも、本人は自立しているものだと考えていることが多い。

意見の違いがみられるその他の要因として、介護状況の変化が挙げられる。具体的には、患者の健康状態の悪化や、中心的な介護者や家族の仕事量の増加などがある。(33)

患者にみられる徘徊や興奮などの行動面の問題は、家族の生活の質を大きく低下させる。そして、このような行動面の問題は、アルツハイマー病の患者の八〇パーセント以上に、少なくとも一度はみられるのだという。(29)認知症に特有の行動面の問題には、性的な逸脱行為、暴力、強い不安感、(24)独語や拍手の繰り返しや言葉の繰り返しや絶叫、さらには蹴りや引っ掻くことによる他人への攻撃などがある。

これらの行動面の問題は、施設入所の理由のほんの一例だ。このようなコントロール不能な行動によって患者が病院に運び込まれる場合や、施設への入所が長期になってしまう場合があるが、その場合には、家族はそれが患者にとって最善の選択だと考えた方がいい。なぜならこのような場合には、より手厚い介護を必要とするからだ。また入所したときには、そのことを嘆くよりも家族が置かれた状況を解決するために最善の方法だったと考えた方がいい。何より重要なことは、患者が本当に必要としているのは何かを考えることなのである。

在宅か施設か

「結婚して五三年になるが、本当にいろいろなことがあった。私はただその運命を受け入れるだけだ」
「何年も前のことになるが、私は母親に、決して施設には入れないと約束した」
「私の父は九三歳になるが、いまだに独り暮らしを続けていて車の運転もしている。私は父が自立していることを誇りに思う」

このような考え方は一見すばらしくみえるが、患者の状態をよりよく観察すると、より安全に生活させるための別の環境が考えられる場合もある。生活の質は多くの人にとって人生の長さと同じように重要なもので、これは住環境や栄養状態や精神面の安定、さらには適切な医療サービスによるところが大きい。最愛の人を施設には入れないと決めている人が多く、とくに介護にあたっている子はこの決心を守り通そうとするが、実際には自宅で生活の質を維持しつづけることが難しいこともあるだろう。

介護者が高齢の配偶者の場合には介護者自身も健康問題を抱えていることが多く、もし健康状態が良好だとしても、障害をもった高齢者のすべての介護を一人でできるような身体的・精神的な健康状態を維持していることは少ない。したがって、高齢の配偶者が認知症患者を自宅で介護しつづけることは非常に難しいといえるだろう。しかし現実には、そのほかの家族が施設への入所に同意してくれるまで、長く厳しい時間が続くことになるのである。介護者は、介護を始めるころにはストレスがその後増加していくことを深く考えていないことが多いが、介護を続けていると介護者に予想もしない健康問題がみられることがあり、なかでももっとも多いのはうつ病である。介護者の三二パーセントにはうつ病の症状の六つ以上が認められ、これは診断基準の上ではうつ病なのである(9)。

自責感と抑うつ気分と挫折感の三つは、介護を長期にわたって続けている家族が抱く一般的な感情だ。とくに、中心的な介護者が施設入所に最終的に同意するのは、自分自身が燃え尽きてから、すなわち身体的にも精神的にも疲れ切ってからであることが多い。患者の入所後に介護者の健康と幸福感がどのように変化するかについてはほとんど調べられていないが、二〇〇四年の研究によれば、認知症患者を施設に入所させるという決断をした介護者は、その後も抑うつ感と不安感を持ちつづけているという。患者の入所後も、そのことについての心の傷を抱えていることが多いのである(27)。

ピッツバーグ大学医学部の社会と都市に関する研究の責任者だったリチャード・シュルツ博士は、施設入所の準備にあたっては、介護者の抑うつ感や不安感に対する医学的な介入をするべきだと強調している。また博士は、「最愛の人を施設に入れた介護者は、解放感を感じたり、最愛の人を亡くした介護者のように気持ちの整理がついたりするわけではない」と話す。そして、次のように続ける。「彼らはその後も悩みつづけているが、それは最愛の人が苦しみながら衰弱していくように感じてしまうことに加えて、新たな悩みを抱えることになるからだ。遠く離れた施設に往復しなければならない、最愛の人が受けている介護が思いどおりではない、介護の状況を調整しなければならないといったことが生じるのである」。研究者たちは、介護者の悩みに対して何らかの対応を行うことを勧めていて、具体的には、カウンセリングやグループミーティング、施設の入所による患者の機能への影響に関する教育、終末期の計画の立案の支援、最終的な死への準備の支援などを挙げている。

一人暮らしで自立した生活ができないにもかかわらず、周囲からは気づかれずに十分なサービスを受けていない高齢者、すなわち最終的に社会から孤立していく高齢者も少なくない。アメリカの高齢者人口は増加し、現在高齢者を支えている人たちも次々と「在宅高齢者」になっていることから、この高齢者の孤立は大きな問題となりつつある。

「在宅高齢者」とは、その人が長年住んでいた住居で生活を続けている高齢者を指す。したがって「在宅高齢者」の増加は、健康管理が十分に行われない環境で、何らかのサービスを受けながらも自宅での生活を続けている高齢者が増加していることを意味する。

高齢者人口が増加して健康管理と在宅サービスのニーズが増えるとともに、今後必要とされるサービスは不足することが予想される。メディケア（高齢者医療保険制度）から医療費への拠出は、連邦政府全体でみてこのままでは長くは続かない。メディケアの信託資金を受託している会社によれば、高齢者と障害者の医療制度は二〇二〇年までに破綻する可能性があるという。医学の進歩によって寿命が伸び、高齢者がメディケアを利用する期間が長くなってきているのである。したがって、今後はより効率的な方法で介護サービスが進められることが必要で、そうなると現在のように在宅で高齢者の健康管理を個別に行うことが最善の方法とはいえないかもしれない。老いていく高齢者を在宅で、望ましい方法で、なおかつ費用的にも効率的な方法で支えていくというのは非常に難しいことなのだ。

孤立が身体面と精神面の健康問題につながることを示す研究は多い。高齢者が独りで生活することにともなう危険としては、栄養不足や脱水、感染、さまざまな怪我、転倒などが挙げられる。いくつかの調査によれば、高齢者の約四分の一は毎年一回以上、転倒しているという。重要なこととして、転倒後に立ち上がれなくなることも少なくないのである。そして残念なことに、一人暮らしをしている高齢者が助けを得られないまま自宅で死亡してしまうことも少なくないのである(36)。

高齢者が早期に入院してその後施設に入所してしまうことを防ぐためには、社会として身体面・精神面の支援を行うことがきわめて重要である。とくに社会的な支援を増やして高齢者と周囲とのつながりを作っていくことが、地域で高齢者の生活を支えていく上では重要だろう。高齢者が自立した生活を送ることを目標にするというのは一見すばらしくみえるが、年をとればだれでも他人からの支援を必要とするものだ。高齢者が社会的に孤立することを避けるためには、むしろお互いを支援する方向に進んでいくことが必要だろう。

朝日が寝室を照らしはじめたころ、ほとんど一睡もせずに一晩を過ごした高齢のトーマスは、入口のドアにもたれかかりながら、不安げな表情でかろうじて目を開けながら、寝ている妻のドリスをみつめていた。ドリスは、三年前にアルツハイマー病と診断されていた。彼は、妻をトイレに行かせたり着替えや食事をさせることはできていたが、妻には、どう対応すればいいのかわからない行動がみられるようになっていた。

ドリスは毎日、夫がだれであるのかと尋ね、なぜ夫が彼女の部屋にいるのかと大声で叫ぶのだ。ドリスは夫の説明を受け入れることもあるが、夫が不審者だと確信して、不安になって目に涙を浮かべることも少なくない。また逆上してドリスに襲いかかったことが二度ほどあったが、これはトーマスには衝撃的だった。彼は、自分自身が彼女に対してすぐに身構えるようになっていることもショックだった。彼は、妻の病気と闘ってきた長い時間を振り返ると、落胆するとともにイライラした気持ちを抑えきれなくなることがある。彼は自分が置かれた状況を何とかしようと頑張ってきたが、もはやどうすればいいのかわからなくなっていた。何をしても満足できる状況にはならないし、達成感も得られないのである。

トーマスはすでに疲れ切っていて、四八歳の妻の介護をあとどのくらい続けられるだろうかと不安になっていた。彼にとっては毎日が妻の病気との戦いだが、この戦いに勝つことは考えられないのである。一方で彼は心から妻を愛していて、彼女を他人と生活させて介護を受けさせることなど考えたこともなかった。

トーマスとドリスに子はなかったが、非常に親しい甥がいた。甥はドリスを施設に入れることをたびたび勧めたが、トーマスはこの提案をかたくなに拒否しつづけていた。トーマスは、施設に入所させることを自分の失敗のように考えていたのである。しかし今では彼は、自分のこのような考えは間違っているのではないか思うようになり、これまでとは違う可能性についても考えはじめている。

自宅の改修

専門家の介護を自宅に受け入れる前に、また施設への入所を検討する前に、高齢者にあうように自宅を改修するのも一つの選択だ。自宅の改修は、高齢者の危険を減らすだけでなく、入浴や調理、階段の昇降などの日常生活をスムーズにする。さらには、改修によって自宅の価値も維持されることになるだろう。

自宅を改修して生活スペースが広がると、身体的な制限のある高齢者が、自立した状態でより安全に生活を続けられるようになる。改修の例としては、散らかった敷物を取り去ることや、ドアの取っ手をリウマチの高齢者が握りやすいようにつけ替えることなどが挙げられる。ドアを開きやすくするような装置もあるので取り付けることも可能だが、これは高齢者の徘徊を防ぐためのドアセンサーとはまったく異なるものである。その他には、電動リフトの設置のような大がかりな改修もある。状況によっては、わずかな改修ですむ場合もあるが、戸口を広げたり車いす用のスロープを設置するような大がかりな改修を行わなければならない場合もあるだろう。

自宅を改修するおもな目的は、高齢者の生活を自立させ、事故を防ぐことである。アメリカの高齢者の八二パーセントはできるだけ長く現在の住居で生活しつづけたいと思っていて、一九九九年の一一月から一二月にかけてアメリカで二〇〇〇人の中高年を対象にして行われた全国電話調査でも次のような結果が得られている。

・住宅の改修が可能な人の七〇パーセントは、生活しやすくするために一カ所以上の改修を行ったことがある。
・八五パーセントの人は簡単な模様替えをしたことがある。
・模様替えをした人の六七パーセントは、以前にくらべて、現在の住居により長く住むことができるようになったと感じている。概算では、このような模様替えによって一〇年以上長く住むことができるようになる。

ほとんどの住宅は若い活動的な人にあわせて設計されているので、そこで生活する人には、自分で交通機関を利用することや買い物をすることや家事ができることが求められる。しかしながら高齢者は、年齢とともにこのような能力のいくつかを失っていることが多いのである。

表 5－2　よくある住宅の改修の例

・浴室やトイレの持ち手の設置
・固定式のシャワーから可動式で動かしやすいシャワーへの交換
・室内の階段の両側と，屋外の段差への手すりの設置
・開閉しやすい水洗レバーへの交換

米国疾病対策予防センターの研究によれば、高齢者にみられる転倒などの家庭内での事故の三〇～五〇パーセントは住宅の改修によって防ぐことができるという。[3]（表5－2）

当然のことながら、このような改修にかかる費用が気にかかるところだ。小さな改修や修理であれば、一万五千円から二〇万円程度でできるだろう。一方で大きな改修の場合には、ローンを使える場合がある。実際に、多くの住宅改修業者は、低金利のローンや、収入や支払い能力に応じた金利のローンを提供している。とりあえずは急を要する改修にとどめて、ローンを少なくするのも一つの選択だ。

四一歳のカレンは、八八歳になる母、ミリーのことを心配していた。ミリーは、数年前からフロリダの退職者向け複合住宅で一人暮らしをしていたが、ある日、隣に住む人から慌てた様子で電話がかかってきたのだ。カレンはその電話で、母がほとんど着替えをしていないこと、薬を管理できていないこと、そして小さな交通事故を何度も起こしていることを聞いた。さらには、風呂から出てこられなくなり、取り乱して救急車を呼んだこともあると聞いた。カレンは、もはや母親に一人暮らしを続けさせることはできないと考え、連れ戻して介護付きの住宅に入所させることにした。

介護付き住宅に入居したミリーは、心から喜んでいた。ミリーにとってよかったのは、家族の近くに来たことだけではなかった。入所した施設はきれいで魅力的で、職員は愛想がよく一生懸命働いてくれた。そして今や、一人娘であるカレンや孫にもたびたび会えるようになった。

カレンはほっとしていた。もう母は何百マイルも離れたところにいるのではない。路上で事故でも起こしているのではないか、薬を飲み忘れていないのかなどと心配しなくてもいい。また、カレンの夫はとても協力的で、必要があればすぐにミリーのところに行ってくれた。カレンの一〇代の息子が車でミリーを病院や美容院やその他の用事に連れて行ってくれるのも助かった。カレンはみんなが助けてくれることがうれしく、ミリーを入所させて本当によかったと思っていた。

このように、母の介護付き住宅での生活は当初は上手くいっていたのだが、問題がみられるようになるのに時間はかからなかった。自宅や職場にミリーから一日に何度も電話がかかり、同じような泣きごとや長話を聞かなければならなくなったのだ。カレンの母親は自分が運転できないのが不満で、運転ができないなら新しい家を出てフロリダに帰ると言い出すようになった。さらにカレンがショックだったのは、カレンの息子が、ミリーの車をとりあげたのを非難したことだった。息子は、祖母はしっかりしていて運転もできるものだと思っていた。

自分の子供の世話と親の介護を同時にしなければいけない年代の人たちは、「サンドイッチ世代」とよばれる。介護者の四〇パーセントまでがこの世代、すなわち親のほかに一八歳以下の子供の世話をしなければいけない人たちで、その数はさらに増加しつつある。(37) カレンも新たに親の介護を引き受け、その一人になった。彼女は、彼女自身の家族の考えと母親の主張の板挟みになっていると感じることが多かった。彼女の生活にはストレスが大きく、忙しさのあまり仕事にも支障をきたすようになっていた。

しかし、母親を変えることはできないので、結局は自分自身が変わるしかなかった。

母親への対応の一つは、職場と自宅にかかってくる電話への対策を行うことだ。母親の電話の隣に大きなカレンダーを置いて、カレンと夫が来る予定日や電話をかける予定日を書きこむことによって、かかってくる電話を減らすことができるかもしれない。カレンが転居しなければならなかった理由について、家族で改めて確認しあうことも必要だろう。カレンは中心的な介護者として、家族一人一人の介護と家事の責任をはっきりさせるとともに、家族が非現実的な期待を抱かないようにしなければならない。現在、多くの介護付き住宅業者がこのサンドイッチ世代への支援を行っている。また、このような業者の会合に参加できない場合には、ウェブ上のチャットルームやメッセージボードに参加するのもいいだろう。

なかにはスケジュールを微調整するだけで介護の責任を何事もないようにこなしていく人たちがいて、このような人たちは一見すると介護の責任を果たしながら最愛の人を助けているという満足感を得ているようにみえる。たしかにだれかを介護するというのは大きな経験になるのだが、研究によれば、介護は予期せぬ職業上の問題をもたらす。また介護者の多くは、介護が自分の仕事や精神面の健康、そして自分自身の人間関係に影響を与えていると感じている。介護を始めた介護者は、仕事をしながら介護をすることが考えていた以上にたいへんで、職業上の長期的なキャリアにも支障をきたすことに気づくようになる。調査によれば、介護を始める前に介護によって職業上のチャンスが減ると考えている人はほとんどいなかったが、実際には介護のために昇進が見送られてしまう人も少なくないのである。介護のために仕事上の何らかの調整を行わざるをえなかった五五人に対する調査によれば、この人たちの賃金や社会保障上の給付金、退職年金への積み立て金の減少による生涯の損失は六五万九〇〇〇ドル（約六五〇〇万円）以上にも達すると推定された(19)。

働きながら介護している人の多くは、仕事と介護を両立させるために、スケジュールや勤務場所を調整せざるをえないことが多い。最近の研究によれば、このような調整でもっともよく行われているのは勤務時間の変更だった。しかしながら、介護のために休暇をとり、転勤や出張を拒否することによって、昇進が遅れ経済的に大きな損失につながることもあるのだ。勤務しているあいだの収入の減少によって、退職後に受け取る年金が減る可能性もある。(34)

増加しつつある高齢世代とこの世代を介護する家族は、企業に何らかの対策をとるよう働きかけるべきだろう。企業からの報告によれば、介護にあたらなければならない従業員の問題は一九九〇年にくらべて七二パーセントも増え、四〇パーセント以上の企業はこの問題に関するジレンマを感じているという。しかしながら、実際に介護する従業員を支えるための計画を立てている企業はほとんどないのである。(13)

企業も、従業員が抱える介護の問題に何らかの対策を行わなければならないとは感じている。対策が難しい理由としては、高齢者の介護が微妙な問題なので従業員が介護について隠していることが多い点が挙げられる。そもそも従業員というのは自分のプライベートなことを雇用主には話したがらないもので、これが介護の問題が職場で話し合われにくい最大の理由である。また、従業員の育児休暇や子どもの託児所についてはだれでも知っていると思うが、従業員が高齢者の介護に必要とされている実態についてはほとんど知らないだろう。働いている介護者を支えるためのプログラムは、子育てのためのプログラムにくらべて大きく遅れているのである。(23) たとえば、家族の遠距離介護のために何度も往復しなければならない従業員への支援が行われている企業はほとんどない。さらに、高齢者介護というのは、両親や高齢の親戚に対してだけでなく配偶者に対して行われることもあるが、これについても注意が払われることはほとんどない。

介護にはこのように特有の問題があることを考えると、従業員の介護上の責任を雇用者が完全に理解することは難しいかもしれない。しかしながら、従業員の介護は徐々に大きな問題となってきているので、企業は今後、何らかの対策をとらなければならなくなるだろう。

先に述べたように、介護者がとるべき一つの方法は地域高齢者機関〔訳注　日本の地域包括支援センターに近い機関〕に相談することである。米国議会では二〇〇〇年に全国家族介護者支援プログラムが制定され、すべての地域高齢者機関は家族介護者に対しても支援を行うことが義務づけられた。具体的には、ショートケア（介護者の短期間の休息ために患者を施設などに預けること）やホームヘルパーの派遣、デイケアの案内などが行われている。今後、地域高齢者機関が地域の企業と連携することができれば、より充実して費用対効果も高い方法で、介護者の支援を行うことができるだろう(34)。

介護者に対する支援を充実させると、結果として従業員の生産性を高めることになり、収益の増加にもつながる。またその他に、従業員の仕事に対する満足感が高まる、雇用主への忠誠心が厚くなる、燃え尽きが減少する、仕事を家庭生活に持ち込まなくなる、といった効果も期待できる。大きな組織や企業でも、従業員が介護によって燃え尽きてしまうことによる損失と生産性の低下が膨大なことにはなかなか気づかないものだ。ボストンで創業した人材コンサルティング会社のベリチュード氏によれば、職場を探すときに介護のことを考えている人はほとんどいない(15)。しかしながら、全米退職者協会の理事長であるノベリ・ウィリアム氏によれば、アメリカの労働者の三分の一以上もの人は実際には高齢者の介護を行っているのである(35)。

介護をはじめた従業員は、本人も気づかないままに職場でのストレスに過敏になり、生産性が低下して、最終的には離職してしまうことが多い。企業は、今後、高齢者の増加とともにさらに多くの従業員が介護の問題を抱えることになることを理解しておかなければならない。そして具体的な取り組みを始めなければならない。まずは人事部に担当の職員を置き、従業員が利用できる高齢者介護のサービスやサービスを利用するための連絡先などを案内できるようにするといいだろう。二〇〇五年にホワイトハウスで行われた高齢者に関する会議では、介護者がどうやって社会資源をみつければいいのかを知らないことが最大の問題であるとされた。当局がまとめた解決方法の一つは、介護者を支援するためのすべてのサービスにつなぐことのできる包括的なホットラインを作ることであった。また報告書では、このような対策をとることは、生産性の向上や従業員の維持、さらには収益の向上につながり、結果として企業の競争優位の源泉となることが強調された。

また、アメリカの家族介護者協会の全国介護センターは、育児介護休業への支出が勤労家庭と雇用主の双方にとってメリットがあるとの声明を発表した。すでにカリフォルニアではこの休業に関する法律が制定され、その他の州でもまもなく同じような法律が作られることになっている。(10)

ヘルスリテラシーを磨く

医療についてのトレーニングを受けていない患者や介護者は、医師の指示を正しく理解できないことがある。通常の読み書きについては十分な能力があったとしても、医療に関する文書や医師からの薬や処置についての指示を理解するのは難しいものだ。また学歴によらず、診察や治療に関する事務的な手続きを行うのは簡単なことではない。

アメリカの医学研究所は、ヘルスリテラシーを「医療に関する意思決定をするために、必要な情報を入手して、その情報を整理して、理解することができる能力」と定義している。驚くことだが、九〇〇〇万人ものアメリカ人が、診療に関する医師からの説明の少なくとも一部を誤って理解していると報告されているのだ(14)。具体的には、診断が理解できない、内服方法が理解できない、医療保険の手続きがわからない、といったことが多い。

ヘルスリテラシーが十分でないと、予防的なケアが行われない、服薬が指示どおりに行われない、治療が上手くいかない、不必要に入院することになる、などの問題が引き起こされる。だれもが自分自身の健康に責任をもたなければならないが、健康を維持するための二つの方法は、健康的な生活習慣を続けることと健康上のリスクを減らすことである。ヘルスリテラシーを向上させてこのような方法についての知識を得るために、基本的な読み書きや計算の能力が必要であることは当然だが、それだけでは十分ではない。医師との会話の中で自分自身の健康に関する有益な情報を得るためには、どのように質問をしてどのように話を聞くべきかを知らなければならない。

しかし、実際にはどうすればいいのかわからない患者や家族が多いのだが、このような人たちを守るために、アメリカのクリア・ヘルス・コミュニケーション協会［訳注　アメリカで二〇〇二年に設立された国民のヘルスリテラシー向上を目的とする非営利組織］は、「三つの質問」からなる教育プログラムを作成した。診察を受けるときに質問事項を用意していく人は少なくないが、その質問内容が適切ではないこともあるだろう。この「三つの質問」とは、診察のときの患者と医師の議論を深めるための、次のような簡単な質問である。

（1）　何が自分の健康問題の中心なのか？
（2）　それに対して何をする必要があるのか？

（3）　なぜそうする必要があるのか？

医師や歯科医師の診察を受ける前に、薬剤師の説明を受ける前に、さらには検査や処置を受ける前に、すべての患者がこのような質問をすることをお勧めする。

診察が、快適で時間的な制約のない心地よい雰囲気で行われ、さらにわかりにくい点について質疑応答をしてもらうことができれば、治療結果は医師と患者の双方にとって満足できるものになるだろう。何を説明されたかをよく理解している患者は、医師からの指示に従う可能性が高く、結果として治療が上手くいく可能性が高いのである。

ヘルスリテラシーが十分でない患者は、処方された薬の名前やその薬を飲む理由や内服方法を理解していないことが多い。そしてそのために、内服量や内服時間を間違え、結果として医師が考えたとおりの治療を受けられないことになる。医師と患者のあいだで内服薬についての共通の理解が得られていれば、このような間違いが減り、副作用の可能性が低くなるのである。

だれが介護者になるか、どこで支援が得られるのか？

介護者とは、高齢の親族・友人の安全や健康にかかわっている人や、高齢者の支払いや買い物や身支度などの家事を支援している人を指す。しかしながらこの介護者という言葉は、一世代前には使われていなかったものだ。かつては、家族が障害や病気をもつ高齢者の世話をするのは当然のことだったのである。また繰り返しになるが、外で働く女性は少なく、高齢者の寿命は今ほど長くなかった。さらに、現在のような公的な介護支援プログラムはなく、家族以外から支援を受けるとすれば、個人的にほかの家族に依頼するしかなかったのである。

介護サービスを利用するにあたっての隠れた障壁となるのは、介護者にみられる思い込みである。介護者の定義にあてはまる人は少なくないが、自分自身をそうした視点で考える人は少ない。また、もしそう考えた場合でも、自分自身の住む地域に利用可能な支援があることを知っている人は少ない。

高齢になった最愛の人に自宅での生活を続けさせるために、これまでもその家族や友人はさまざまな支援を行ってきたが、現在では、このような介護者は限られた時間と社会資源の中で、かつてない大きな支援を求められるようになってきた。多くの家族介護者は、最愛の人を介護することによって大きな喜びが得られることはわかっている。しかしながら、仕事と介護を両立させ、自分の家族の面倒をみて、自分自身のこともしながら、病気がちでときには認知障害のみられる高齢者を介護することの負担は非常に大きい。そして、介護されている人の大半（七九パーセント）は五〇歳以上で[20]、実際に外部からの支援なしにすべての介護を行えている家族はほとんどいないのが現状である。

介護は人生の中でもっとも困難な責任の一つであるといえるが、自分が介護者になったときのために準備している人はほとんどいない。そして、介護者になったとたんに何らかの支援を必要とするようになるのである。一九六五年にジョンソン大統領が署名した米国高齢者法によって、高齢者とその家族のための組織的な地域サービスの骨子が作られた。この法律は二〇〇〇年に改正されたが、その中では新たに全国家族介護者支援プログラムが作られた。この支援プログラムの目的は、病気をもつ高齢者や障害をもつ親族の介護の責任を負っている何十万人もの家族介護者を支援することである[2]。このプログラムは米国保健福祉省の高齢者対策局によって作られ、その中では、高齢者に関する州の機関が地域高齢者機関や地域社会やサービス組織とともに支援サービスを提供することが定められた。その具体的なサービスは以下のとおりである。

・家族による介護をサポートするヘルパーについての情報提供
・介護者が介護サービスを利用するための支援
・個別の相談
・専門家を含めた組織的なサポートチームによる支援
・家族が意思決定を行い、介護者として介護に関する問題を解決するための教育プログラム
・介護者が一時的に介護を離れて休息するための、高齢者向けショートステイ

介護者は、電話帳などをみて高齢者介護に関する機関にはどのようなものがあるのか知っておくといいだろう。このような社会資源を細かく検討して、何が自分に必要なのかを知るには時間がかかるが、さまざまな支援があることを知っておくだけでも安心感は得られるだろう。

男性の介護者と女性の介護者の違い

アメリカの介護者は、かつては女性が多かったが、最近ではかなり男性が多くなってきている。全米家族介護者協会の報告によれば、アメリカの介護者のうち約四四パーセントは男性であるという(22)。

男性の介護者は、最愛の人の病気によらず、介護がストレスと負担の非常に大きいものだとすぐに気

づくことが多い。しかしながら男性は、この慣れない役割に及び腰になることは少なく、介護の仕事を決められたプログラムどおりに進めていくことが多い。また男性は、介護の問題に対して職場で行うような問題解決法を用いることが多いが、これも女性とは異なる点だ。たとえば男性は、何らかの介護が必要となったときには、あまりためらわずに外部の支援を受けようとする。専門家による対応が必要な問題が生じたときにも、電話をかけて積極的に支援を依頼することが多い。また、介護の状況が自分の能力を超えたときには支援の必要性を認識して、具体的にどのような支援が必要なのかを決めることができる。すなわち、その介護の仕事を、自分ですべきか他の人に頼むべきかを決めることができるようだ。男性は、このようにしながら、以前にくらべれば介護においてかなり大きな役割を果たすようになってきている。

しかしながら、男性の介護者には特有の問題がある。介護にともなう不安を和らげて介護者の社会的な孤立を防ぐためには、介護者の自助グループに参加することが望ましいが、男性はこのようなグループには参加したがらない(32)。

遠距離介護

高齢者の介護は、さまざまな状況下で行われている。介護される高齢者の近くに住む介護者はその現場で介護することができるが、何マイルも離れたところに住む介護者は遠方から介護にあたることになる。このような遠距離介護にともなうストレスは、現場での介護にくらべてはるかに大きいが、それは日常的なささいな心配事が、遠方にいる介護者にとっては重大なことのように思えてしまうからだ。

アントワネットは、二世帯住宅で両親と生活している若い未亡人だ。彼女は二階に住み、両親は一階で生活している。父は最近、糖尿病と診断され、彼女は血糖値検査とインスリン注射の方法を学んだ。一方、母は盲目である。つまりアントワネットは、父の糖尿病の管理と母親の介護をしながら、自分の三人の子の世話をしなければならない。

七〇代になるテッドの両親は、四百マイルほど離れた中規模都市の高齢者住宅で生活している。彼の弟は陸軍に所属し、現在は海外に駐在している。両親がこの高齢者住宅に入居してから、テッドは、両親の新しい健康保険の申し込みや新しい病院探し、請求書の支払いなどを手伝ってきた。彼の母親はコンピュータの操作が得意で、このような手続きの多くをオンラインで行ってきた。日常的な電話のかわりに電子メールを使い、一つの申込書や請求書を両親とウェブ上で同時にみながら話すこともできる。テッドは数カ月ごとに両親に会っているが、次に会ったときには、ウェブカメラを装着してその使い方を教えようと思っている。

アントワネットのような状況はかつては珍しいものではなかったが、時代の変化とともに、高齢者のすぐ近くに自分の子供が住んでいることは少なくなってきた。現在では、テッドのような遠距離介護者が何百万人もいるという。このような遠距離介護者は、合間をみながら介護を行うとともに通院や介護サービスを調整しなければならない。さらに彼らは、自分の家族のまとめ役となり、家族内での介護の役割分担の責任を負わなければならない。彼らはどんなに遠距離であっても、最愛の人の介護に深くかかわりつづけるしかないのである。

遠距離介護は、症状の確認や保険の申し込み、処方薬の保険適応の確認などについて、電子メールや電話だけで連絡をとりあえば済むというものではない。安全の確認と社会的な手続きのためだけでも、少なくとも年二回以上の訪問は必要だろう。実際に訪問して行わなければならないこととして、介護される人が終末期に高度な医療を望むかどうかの話し合いや（第8章参照）、内服薬や処方医の名前と電話番号の確認、さらには近くに住んでいて信頼できる人、場合によっては聖職者、との関係を作り何かあったときにはすぐに連絡してもらうように頼んでおくことなどが挙げられる。また有料の訪問サービスを利用する場合もあるが、これは、危険な兆候、すなわち家が散らかっていないか、未開封の封書がないか、真っ暗ではないか、冷蔵庫が空っぽだったり腐ったものが入っていないか、体重が減っていないか、入浴を拒否していないか、といったことを確認してもらうのに役立つだろう。

遠距離介護には特有の難しさがあるので、家族によっては、有料のヘルパーに日々の介護を依頼することになる。このようなサービスを提供する民間企業にはケアマネージャーがいて、本人や家族や契約した企業の従業員からの相談にも対応している。ケアマネージャーは遠距離介護の調整などを行う専門家で、老年学、社会福祉、看護、カウンセリングの知識を持ち、介護サービスの費用や内容、その地域における高齢者のサービスにも詳しい。ケアマネージャーによる具体的な支援には以下のようなものがある。

・介護計画をたてるための評価を行い、何が問題であるかを明らかにするとともに、支援が適当かどうかの判断や必要なサービスの決定を行う。
・訪問介護の評価、調整、監督をする。

・経済的な問題や法的な問題、さらには医学的な問題について、それぞれの専門家を紹介して、財産の保全や健康の維持をはかる。
・安全上の問題があれば解決して、また必要があれば危機介入を行う。
・両親と離れて住む家族への連絡役となり、支援が問題なく行われていることを確認するとともに家族へのアドバイスを行う。
・高齢者が退職者向け複合施設や老人ホーム、その他の住居などに転居する場合にはその支援を行う。
・消費者に対する教育を行うとともに、消費者の権利を擁護する。
・カウンセリングと支援を行う。

ケアマネージャーと契約する場合には、本当にその必要性があるのかを検討することも重要だ。もし家族が介護に対する考えを決めかねているのであれば、医師やソーシャルワーカー、聖職者、もしくは信頼できる友人に、本人の将来的な介護の必要性についてよく相談するといいだろう。

高齢者の介護のマネジメントは厳密に法律で規制されているわけではなく、何らかのトレーニングを受けただけでケアマネージャーと称している人も多い。ケアマネージャーの免許はないが、認証された研修プログラムがいくつかあるので、ケアマネージャーを選ぶ際にはどこから認証を受けているのかを確認するといい［訳注　ケアマネージャーは日本では法に基づいた資格である］。

介護に関する問題があって専門家に相談するときには、家族のほかのメンバーと一緒にした方がいいだろう。その方が、家族で解決方法についての意見をまとめやすくなるからだ。ケアマネージャーに確認する必要があるのは次のようなことだ。

・あなたはケアマネージャーとしてどれくらいの経験があるのか？
・時間外の緊急時にはどのように対応してくれるのか？
・複数のケアマネージャーに協力してもらった方がいいのか？
・あなたにかかる費用はいくらか、また問い合わせ先はあるか？
・実際の作業内容を記載した書類はあるのか？　このような書類によって、そのケアマネージャーの責任の範囲と個人情報の取り扱いについて知ることができるだろう。

その他の生活環境と地域の社会資源

今も昔もかわらない俗説として、アメリカのほとんどの高齢者は老人ホームで生活しているというものがある。しかし実際には、長期的に施設で生活しているのは高齢者の約五パーセントで、病気をもつ多くの高齢者は必要な支援を得ながら自立した生活を送っている。(26) そしてこのような高齢者の自立した生活を支援するために、地域の機関がさまざまなサービスを提供している。

高齢者が高齢者向け集合住宅や介護付き住宅などの自宅以外の住宅や施設で生活する場合でも、このようなサービスを利用できるということはあまり知られていない。地域の社会資源を最大限利用すれば、病気を抱え精神的にも障害をもつ高齢者が安全かつ快適に自立した生活を続けることも可能なのである。

病気をもった高齢者の、自宅以外の生活場所としては次のようなものがある。

・介護者の自宅での同居

・介護付き住宅
・成人向け養護施設
・高齢者向け集合住宅
・介護付き退職者向け複合住宅
・自宅での共同生活
・長期入所用の介護付き住宅

全国にある地域の機関は、高齢者のためのさまざまなサービスを提供している。手始めに検索サービスを利用して、最愛の人が生活する地域で受けられるサービスを調べてみるといいだろう。よく利用される公的なサービス機関には次のようなものがある。

・高齢者が集まって交流するための高齢者センター。ここでは、さまざまな交流プログラムや教育プログラム、レクリエーションプログラムが提供される。送迎サービスや昼食サービスを利用できる場合もある。
・日常生活の支援が必要な高齢者に向けたさまざまな健康サービスや交流サービスを提供しているデイケア。デイケアは家族介護者の休息だけでなく、認知障害や身体障害のある高齢者に対して治療的なケアを行う目的でも利用される。デイケアを利用することによって、高齢者が介護を受けているあいだに介護者が働きつづけたり自分の通院をすませたりすることもできる。また介護者同士の交流の機会にもなる。

・地域高齢者機関。州老人福祉部局の高齢者法によって、各州の高齢者局はこの機関を設置することが定められている。

第6章　その真実と偽り
——認知症について

世間には認知症に関するさまざまな迷信が流布している。老化に関する迷信の一つで、場合によっては危険なこともあるのは、「認知症は通常の加齢の結果である」というものだ。英語で老衰を意味するsenilityという言葉は、ラテン語で老いを意味するsenilisに由来し、加齢にともなう精神的、身体的な衰弱といった意味をもつ。この言葉は長いあいだ、「認知症dementia」という言葉と組み合わせて、「老年《ろうねん》認知症《にんちしょう》senile dementia」［訳注 かつての老年痴呆］という用語で使われた。そして老年認知症は、かつては医学的な専門用語の一つで、混乱した状態の高齢者に対する診断名として使われていた。この老年認知症という用語は今では使われることは少ないものの、もし使われている場合には、その人が認知症は加齢にともなってみられるものだと考えている可能性があるだろう。そして、とくにこの迷信を医療関係者が信じている場合は危険だ。なぜなら、このように考えてしまうと、認知症の予防や治療が行われず、進行したとしても当然の結果だと考えられてしまうからだ。同じように、家族が最愛の人にみられているもの忘れや混乱、判断力の低下、人格の変化などを、高齢者に一般的にみられる避けられない変化だと考えてしまうと、治療はもちろんのこと医学的な評価までも受けさせないことになってしまう。

認知症に関する事実

認知症は加齢にともなってだれにでもみられるものではない。認知症は、一つの病気の名前ではなく、重度の認知機能と知的機能の低下をきたしている状態、具体的には記憶や情報処理に問題があるために日常生活に支障をきたしている状態を指す用語である。認知症の最初の症状は記憶障害であることが多い。また、ほとんどの認知症は進行性だが、適切な治療が行われれば回復することもまれではない。

認知症の原因にはさまざまなものがある。うつ病や栄養失調、脱水、薬物相互作用はいずれも認知症の原因になる。とくにうつ病は認知症と間違われることが多いが、うつ病によって認知症のようにみえている場合には精神療法や薬物療法による効果が期待でき、うつ病の改善にともなって認知障害も改善する。栄養失調も認知機能に影響するが、適切な栄養と補水が行われれば回復することが多い。また多くの医師は、認知障害の中でもっとも頻度が高いのは薬物相互作用によるものだと考えている。医師は、患者が内服しているすべての内服薬について市販薬も含めて正確に把握しておかなければならないが、そうすることこそが、ときには命を脅かす薬物相互作用による副作用を避ける唯一の方法なのである。

器質性精神障害は、精神的な原因ではなく身体的な原因によって生じる精神障害を指す用語である。しかし、器質性精神障害や老衰、老年認知症というのはあいまいな言葉なので注意が必要だ。

高齢者に思考や記憶、意思決定といった知的機能の低下がみられるのは当然だと考えてしまうことは危険である。認知機能の低下が高齢者に一般的にみられる特徴だと考えている人は、注意すべき症状を見逃したり、医療上の誤った決定を行ってしまう可能性があるだろう。通常の高齢者でも、情報の想起や新しい情報の処理に時間がかかることはあるが、これらは認知症とは区別すべきものである。また反対に、このような変化がすべて認知症の前兆だと考えている高齢者とその家族も少なくない。

ほとんどの高齢のアメリカ人は、加齢にともなう身体的・精神的な変化に何事もなく対応している。退職などの生活環境の変化、家族や友人との死別に対しても同じだ。しかしながら五五歳以上の人の約二〇パーセントは、通常の加齢による変化とは異なる精神的な障害を抱えていて、なかでも頻度が高いのは、気分障害と不安障害とアルツハイマー病を含む重度の認知障害である。そしてこれらの障害は、高齢者の生活の質を大きく低下させることになる。(2)

年齢差別という言葉があるが、その中心は高齢者に対する否定的な迷信や固定観念である。なかでもとくに問題なのは、高齢者は新しい情報を処理できないという迷信だ。高齢者は、病弱で疲れやすく、自らを憐れみ、動作が遅く、不幸で、短気で、非生産的であるなどと言われることも多い。しかしながら歴史的には、いつの時代にも生涯にわたってリーダーシップやマネジメント能力、創造力を発揮しつづける高齢者がいた。たとえば、コンラート・アデナウアーのドイツでの政治的なキャリアは六〇年間におよぶ。彼は、一九四九年から一九六三年まで西ドイツの最初の首相を務めたことでよく知られる。二〇世紀を代表するピアニストの一人、アルトゥール・ルービンシュタインは、国際公演を八九歳まで続けた。また、もっとも多くの本を出版した著者としてギネスブックに載っているバーバラ・カートランドは、九〇代になってからも執筆を続けた。そのほかに、これほどの有名人ではないとしても、さまざまな分野で成功をおさめた六〇歳以降の高齢者は数知れない。

すべての高齢者が自分のもつ知性や能力を社会に生かす機会を与えられ、高い能力を発揮して、社会に役立つ存在として尊敬されつづけることが理想的だ。しかしながら、高齢者の認知機能が必ずしも維持しつづけるわけではないのも事実だ。シアトル長期試験によれば、高齢者の認知機能が維持されるかどうかにはいくつかの要因があり、具体的には、知的な活動の継続、身体的な健康、前向きな考え方、運動、支持的な社会環境などであるという。

ローズは、結婚してから住みつづけている自宅で現在は一人暮らしをしている未亡人だ。彼女にはこの数年のあいだにいろいろな変化があったが、自宅は快適でとくに転居する必要性も感じていなかった。スーパーはほんの数ブロック離れたところにあり、毎週日曜日には教会に歩いていき、美容室へも毎週行っていた。

ローズは近くに住む息子が毎週来てくれるのを楽しみにしていたが、あるとき息子が別の州に転勤することになり、その後ローズと息子は四カ月ほど会うことができなかった。息子はたびたび電話をかけていたが、徐々に電話の後に不安を感じるようになっていった。母の声に張りがなく素っ気なくなってきたのだ。

ある週末、彼は自宅に行き母を驚かせようと思い、飛行機で実家に向かった。ところが母親がドアを開けたとたん、驚いたのは彼の方だった。細身で魅力的だった母は痩せこけて、衣服は乱れていた。また、家の中は散らかっていた。部屋の中には新聞が散らかり、台所テーブルは汚れた皿で一杯で、数週間分の手紙は開封されないまま置かれていた。冷蔵庫を開けると空になった牛乳の容器と、固くなったパンが半斤と、期限切れの薬が入っていた。そして、冷凍庫には同じ冷凍食品が四つ入っていた。ローズはけげんな表情で息子を見つめ、自分はお腹が空いていなくて、ただ少し疲れているだけだと話した。

医師の診察を受けると、ローズは自分の名前は答えることができたが、その他の簡単な質問には答えることができなかった。また、「目を閉じてください」「右手を上げてください」といった簡単な指示にも従うことはできなかった。このとき、息子は母親がアルツハイマー病になったと確信した。

しかし注意深く処方薬を調べてみると、彼女が内服している二つの薬の副作用として、混乱と倦怠感がよくみられることがわかった。さらに彼女は重度の脱水と栄養失調で、軽いうつ状態でもあった。彼女は、脱水と栄養失調とうつ状態に対する治療によく反応した。さらに処方薬が見直された結果、見当識も改善した。

脳の健康とは何か、どうすれば脳の健康を得られるのか？

医療関係者に脳の健康とは何かと尋ねると、いろいろな答えが返ってくるが、その基本的な部分は同じだろう。健康な脳とは、精神活動に大きな障害がなく、適切な情報処理能力が維持されている脳であるというものだ。脳はまた、正常な状態では全身のあらゆる機能を支配している。

いくつかの脳の健康を維持するための方法がある。精神的な刺激や生涯にわたる学習には、晩年の記憶障害や認知障害を回避させる可能性や遅らせる可能性がある。ある専門家は生涯にわたる学習の重要性を強調し、外国語を学んだりコンピュータの使い方を学ぶなど、何らかの学習をすることを勧める。また、言葉遊びやチェス、読書、集団での話し合いを勧める専門家もいる。

脳の健康について研究しているポール・ヌスバウム氏は、まずはテレビを見る時間を減らして、これまでの退職後のイメージを変えるような生活を送ることを勧める。そして彼は、高齢者にもっといろいろなことに参加して生産的でありつづけるよう呼びかける。さらには、慢性的なストレスが老化を加速させることや、良好な栄養状態を保つことの重要性を強調する。食べすぎと肥満は脳の健康に悪影響を及ぼすので、毎回の食事のカロリーは消費するカロリーの八〇パーセントに減らされるべきであるともいう[59]。

脳の健康に関する基本的な事実として、心臓の健康と脳の健康には強い関連があることを知っておかなければならない。基本的に、心臓にとってよいことは脳にとってもよいのである。肥満の人は糖尿病や高血圧になる可能性と心血管障害を起こす可能性が高いが、これらの状態はまた、記憶障害や認知症の危険性を高める。一方で、肥満は心血管障害やがんや糖尿病などに関連するが、当然ながら肥満は食事の摂取量に関連し、食事摂取量が多ければ肥満の危険が増し、少なければその危険は減る。そして最近の知見によれば、食事制限は脳内の神経細胞の代謝障害に対する抵抗力を増し、結果としてアルツハイマー病やその他の神経変性疾患の発症を抑制する可能性があるのだ。今後の研究によってどの程度の食事制限がアルツハイマー病の発病率を減らすのかが明らかにされる必要があるが、いずれにしても食習慣の改善は神経変性疾患などの加齢に関係した病気の予防に効果的である[45]。

二〇歳から六〇歳ごろのあいだに行われた知的な活動や身体的な活動も、晩年のアルツハイマー病の予防に効果的なようだ[26]。定期的な運動と健康的な食習慣を続ける高齢者についての研究は多いが、このような研究によれば、運動は脳の血流を増加させて神経細胞の成長を促進する。さらに高齢者の中で、常に健康に注意を払い、インフルエンザや肺炎の予防接種を行い、血圧を管理して、喫煙をしないような人では、晩年の認知機能が維持されている可能性が高い。また、喫煙による脳への悪影響を十分に理解するとともに、喫煙と認知症との関連についても知っている高齢者はほとんどいないが、研究によれば、喫煙はアルツハイマー病を含む認知症の危険性を二倍ほど高める[35]。

研究者たちは、運動が記憶に与える影響を明らかにするために、脳にみられる変化を調べているが、このような研究に有用なのが画像検査である。修道会研究はこのような変化を調べるための研究の一つで、参加している何百人もの聖職者は同意の上で毎年詳細な評価を受け、最終的には剖検が行われることにも同意している。現時点では、アルツハイマー病でみられる脳の変化のほとんどは生前に確認できないため、参加者には死後の剖検に同意してもらう必要があるのである。このような研究によれば、加齢に関連した神経疾患の最初の臨床的な変化は軽度認知障害であるという(7)。

認知機能と脳の予備力に関する理論

認知機能の予備力に関する理論によれば、一部の人では、大脳の予備力が大きいためにアルツハイマー病に対する抵抗力が大きいようだ。すなわち、このような人たちの脳には大きな予備力があり、変性の過程にさらされた場合でも適応する能力が大きい。またこの理論によって、加齢による認知機能の変化についての個人差を説明することもできる(85)。

研究者たちが注目しているのは、剖検では脳内にアルツハイマー病の特徴である老人斑と神経原線維変化がみられているにもかかわらず生前には何も症状がみられない人がいることだ(78)。そもそも脳の障害に対する予備力という考え方は、脳の病理の重症度と臨床症状のあいだに必ずしも相関があるわけではないとの研究結果に基づく(77)。ある研究によれば、高齢者は、老化にともなういくつかの機能低下を、あまり使われていない別の脳の領域を使うことによって補っているという(32)。つまり、老人斑や神経原線維変化によって脳のある領域の機能に障害がみられた場合に、脳の別の領域で新しい神経回路が作られている可能性がある。

認知的予備力という言葉を使って、脳の器質的な側面、すなわち皮質とよばれる脳の外層の神経細胞の大きさや密度について説明する研究者もいる。外傷で脳の損傷を受けた患者を調べた研究によれば、脳の損傷を受ける前に高いレベルの教育を受けていた場合と、脳の大きさが大きい場合には、脳損傷後の認知機能の低下が軽度だったという(37)。このような研究結果から、認知的予備力とは脳の障害に対する代償能力であると考えられている(27)。

その他の研究では、いくつかの健康習慣によってアルツハイマー病の進行が抑えられることや、そのような健康習慣によってアルツハイマー病の発症を抑えられる可能性が示されている(67)。本書ではいくつかの望ましい健康習慣、具体的には適切な栄養や禁煙や運動について取り上げてきた。しかしその他に、ストレスを適切に発散することと十分に睡眠をとることも重要だ。これらの習慣にはいずれも脳の機能を維持する効果があるので、高齢者はできるだけこれらに取り組むといいだろう。しかしながらこのような習慣を続けたとしても、現時点ではすべての高齢者を認知症から守ることはできないのも事実だ。たとえば、記憶の訓練やその他の認知機能を刺激するような活動を続けたからといって、アルツハイマー病を完全に予防することはできない。言ってみれば、「やらないよりはまし」という程度の話ともいえるだろう。アルツハイマー病を発症する人の約半数は遺伝的な素因を持っているので、認知機能の訓練に関する研究結果は、訓練が可能な一部の機能についての例外的な話だと控えめに考えておいた方がいいのかもしれない。また実際に、知的なパズルや運動によって学習できる機能は、日常的に行っているようなものごとへの集中や書き物や、ものをなくさないようにいつも同じ場所に置くといった生活習慣によって維持される機能にくらべれば役には立たないものだろう(27)。

さまざまな研究が続けられているものの、残念ながら、現時点では認知症の発症を完全に防いだり認知症を治癒させたりすることはできない[87]。しかしながらそうではあっても、研究者たちは、高齢者が学習することによる効果に望みをかけ、これを推奨しているのが現実だ（具体的には、自分の家系図に関する講座などを受講することや自分の家族の生い立ちについて調べること、コンピュータの使い方を学ぶことなどを推奨している。またダンスは、単に楽しいだけでなくいい運動にもなるという）。かつては、成人した脳の神経細胞はいったん損傷を受けると再生しないと考えられていたが、今では、人の脳では効率的に新しい神経細胞が作られつづけていることがわかっている[42]。認知症の発症を防いだり遅らせたりすることへの望みをかけて、今後もその危険を減らす方法についての検討を続けることが重要だろう。

現在までの調査結果でわかっていることとして、生涯にわたるさまざまな精神的な活動は認知症の危険性を低下させる[14・31・82]。また、さまざまな教育歴や職業経験は、脳の外傷や病気による障害に対する抵抗力を高める可能性があるという[77]。

知的な活動や社会的な活動への参加は、高齢者の認知機能の低下を抑えて認知症を予防する可能性があるだけでなく、生活の満足感を高める。医療関係者の多くは高齢者に対して、クロスワードパズルや新たな学習、そして問題解決への取り組みなどの知的な活動を続けることを勧める。このアドバイスは一見、だれにとっても前向きで、実用的で、確かにいいことのようにみえるが、重要なのはこのようなアドバイスをより大きな視点で捉えることだ。精神的な活動による効果を確実なものだと考え、知的な活動に取り組む時間を十分にとってさえいれば認知症にはならないと考えるべきではない。このように考えると、誤った期待を抱いてしまうとともに、認知症の人に対してそうなったのは本人の責任だと責めることになる可能性があるからだ。同じような話として、ヘビースモーカーが肺がんになった場合には、それは本人の責任だとみなされることが多い[27]。しかしながら喫煙をするかしないかは自分で決めることができても、認知症になるかどうかを自分で決めることはできないのである。

一方で、認知面の健康を保つような生活習慣を続けることは、多くの高齢者の生活の質を高めることになる。さらには、高齢者が社会活動に参加しつづけることによって経済的にも貢献することになり、結果としてその人の介護にかかる費用も減らす可能性もあるだろう。

認知症の発症をコントロールする――リスクを減らす

遺伝子や年齢のように自分でコントロールすることのできない危険性があることは事実だが、認知症になる危険性を減らすために高齢者ができることがいくつかある。その中で代表的なのは、適切な食事と運動と薬剤の使用の三つである。

食事

肥満は糖尿病と高血圧の危険因子で、さらにこの二つの病気は心血管障害の発症に関連する。そして心血管障害と高血圧は、血管性認知症や他の認知症の発症に関連する。つまり、高血圧を適切に治療すれば、認知機能を維持できる可能性が高まる。そして誤解を恐れずに言えば、一つの認知症の危険因子はその他の認知症の危険因子でもあるので、ある認知症の危険を回避することは複数の認知症の危険を回避することにもなる(87)。

二〇〇六年までの五年間にわたって行われた研究では、血圧を下げることによって認知症を予防することはできなかった。しかし高血圧の人は非常に多く、血圧を下げた方がいいということに異論を唱える人はいない。メイヨ・クリニックの神経血管学の専門家の一人は次のようにコメントしている。「この研究結果には、いろいろな可能性が考えられる。まず、研究期間が十分ではなかった可能性がある。高血圧の治療による効果がみられるには、何十年もかかる可能性があるだろう。研究の参加者の年齢が高すぎたために高血圧の悪影響を取り除くことができなかった可能性や、中年のころにすでに高血圧による何らかの障害が始まっていた可能性も考えられる。もしそうだとすれば、高齢になってからの治療では遅すぎるのだろう」。この研究では、参加者は内服薬による治療や生活習慣の改善を六カ月間行い、そのあいだ、認知機能の検査が行われたのだが、結果として血圧を下げることが認知症の発症を予防するとの結果は得られなかったのである。しかしながらこのような結果にもかかわらず、この論文の筆者たちは、脳にとっては血圧を下げる方がいいだろうと述べている[62]。

飽和脂肪（動物性脂肪と、ココナッツ油やパーム油のような一部の植物性脂肪に含まれる）は血中のコレステロール値を上昇させ、結果として動脈硬化を引き起こして脳卒中の危険性を高める。したがって、飽和脂肪の多い食習慣は認知症の危険性を高めるといえる。認知症予防にもっとも効果的なのは、適正な体重を維持することと、脂肪の摂取量を減らして心臓にいい食習慣を続けることだ。

研究によれば、若い人や中年の人が脂肪の摂取量を減らすと、将来、アルツハイマー病になる危険性が低下するという。しかしながら、すべての脂肪が悪いというわけではなく、なかには脳にとっていい脂肪もあるようだ。ある研究によれば、オリーブ油を豊富に使った地中海料理には、加齢にともなう認知機能の低下の予防効果があるという[74]。また、その他の不飽和の植物油にも同じような効果がある可能性が指摘されている。

運　動

運動は、心血管障害の危険を減らすとともに、脳血流の改善を介して神経細胞の成長と維持を促進する可能性がある。六〇歳から七五歳の健康な高齢者を対象にしたある研究によれば、エアロビクスを続けた人たちは精神的な活動の能力、すなわち何らかの計画を立てたり、注意深く監視を続けたり、記憶したりするような能力が改善したという(72)。

医師たちは、心臓の健康的な状態を維持するために、定期的に運動することを勧める。最近の知見によれば、中年のころによく運動していた人は、心血管障害と認知症、とくにアルツハイマー病になる危険性が少ない。研究者たちによって、週に二回以上の運動をしている中年の人は、そうでない人にくらべて認知症になる危険性が五〇パーセント少なく、アルツハイマー病になる可能性が六〇パーセント少なくなることが明らかにされたのである。なお、このような報告の中で行われている運動とは、ウォーキングやサイクリングを汗がにじんで息が切れる程度に行うものだ。

その他に意外なことだが、運動による効果はアルツハイマー病を含む認知症の素因を持つ人でもっとも大きかった(39)。繰り返しになるが、中年のころの生活習慣を見直せば、将来、認知症になる危険性を低下させることができるのである。

薬剤の使用

先に述べたように、高コレステロール血症は心臓病の危険因子の一つであるとともに、アルツハイマー病の危険因子である可能性がある。研究者たちによって、血中のコレステロール値を下げることがアルツハイマー病の発症率を下げるのか、また進行を抑えるのかといったことが調べられている。疫学研究と動物実験によれば、もっともよく処方されている高コレステロール血症治療薬であるスタチン製剤は、認知症の危険性を下げる可能性があるという。このスタチン製剤（ロバスタチン、プラバスタチン、シンバスタチンなど）は、強力な作用をもつ高コレステロール血症治療薬で、血管障害に対する有効性が確認されている。ある研究では、スタチン製剤を内服している五〇歳以上の患者では、認知症を発症する危険性が三七〜五〇パーセントも低下する可能性が示されているのである[34]。

また別の研究結果によれば、コレステロールは、認知症に関連する脳の変化の直接的な原因になりうることがわかっている。アルツハイマー病の脳にみられる神経細胞死に関連する重要な変化の一つは老人斑（アミロイド斑）の形成であるが、研究者たちによれば、高コレステロール血症はアミロイドの前駆蛋白の産生を引き起こして、結果としてアミロイドが老人斑として脳内に蓄積する危険性を高める可能性がある[41]。

コレステロールに関する研究の多くは、動脈硬化と心臓病に関するものだ。しかし現在では、コレステロールがすべての細胞膜の構成成分であることが明らかにされている。さらに研究者たちにとっても驚きだったが、シナプスとよばれる神経細胞の接合部位での情報伝達はコレステロールによって調整されているのだ[49,80]。

スタチン製剤が認知症の発症と進行を予防するとの根拠の一つは、高血圧の人が軽度認知障害になりやすいとの研究結果だ[88]。二〇〇五年の調査では、スタチン製剤の内服と認知症のあいだに明らかな関連はなかったが、この調査の参加者の平均年齢は七五歳だった。したがって、認知症を予防するためには、スタチン製剤による治療を成人のより早い時期に開始して、長いあいだ内服を続ける必要があるのかもしれない。その一方で注意しなければならないのは、スタチン製剤による認知症の予防効果については現在も議論が続いていることと、スタチン製剤を含むすべての薬剤には副作用があるということだ。また、*Archives of Neurology* 誌に掲載された六五歳以上を対象とした別の研究では、スタチン製剤や他の高コレステロール血症治療薬による治療は、アルツハイマー病やその他の認知症の危険性を下げなかったという[64]。

以上のように、認知症やアルツハイマー病の危険性を下げるためにスタチン製剤を使用することについては議論が続けられているのが現状だ。たとえば、スタチン製剤を使用している人と使用していない人のあいだでアルツハイマー病の発症率を比較した二つの臨床研究によれば、アルツハイマー病の発症は使用している人で明らかに少なかったという。その一方で、これらの研究は無作為化試験ではないために、論拠としては不十分だとの指摘もある[70]。

血液脳関門を通過するスタチン製剤は、副作用を引き起こす可能性が高いとの指摘もある。血液脳関門とは、細い血管と細胞によって作られる微細な構造で、血管と脳のあいだでフィルターのような役割を果たしている。最近の調査によれば、これまで発表されたほとんどの研究論文では、副作用の記載が不十分であったという。以上より現時点では、スタチン製剤を認知障害を持つ患者やアルツハイマー病の患者に対して使用することについての根拠は十分ではない[13]。米国心臓協会は、スタチン製剤を使用する際には、高コレステロール血症の治療に必要な量に限って使用することを推奨している。さらにその使用は、それぞれの患者の低比重リポ蛋白（ＬＤＬ）の値と副作用の可能性を考慮しながら決められるべきだという。

心血管障害とアルツハイマー病に関する危険因子についての研究は現在も進められている。ある研究では、心臓病の危険因子であるホモシステインとよばれるアミノ酸値が高いことが、アルツハイマー病の発症率を上げることが示されている。アルツハイマー病とホモシステイン値との関係でとくに興味深いのは、葉酸とビタミンB_6とビタミンB_{12}の摂取量を増やすとホモシステイン値が低下することだ。

このような研究結果に基づいて、米国国立老化研究所は、現在、葉酸とビタミンB_6とビタミンB_{12}によってホモシステイン値を低下させることがアルツハイマー病の認知障害の進行を遅らせるかどうかについて研究を進めている(56)。

またアルツハイマー病などの認知症の危険因子について調べている別の研究者たちは、幼少期の身体的・精神的なストレスが脳に与える影響に注目している。幼少期のストレスは脳のいくつかの領域に形態的な変化をもたらすことが示されていて、これは外傷的体験の結果であるという(18)。また別の研究によれば、この幼少期のストレスは成人以降のさまざまな障害、具体的には脳の電気的活動の障害や人格の障害、薬物の乱用やうつ病のなりやすさに関連している可能性も示されている(46)。

幼少期の育児放棄や虐待のようなストレスによって引き起こされる記憶障害や認知障害には、脳内で作られるホルモンが関与している可能性がある。かつては、副腎で作られるストレスホルモンのステロイドがその原因と考えられていたが、最近の研究によれば、副腎皮質刺激ホルモン放出因子が脳の記憶に関する領域の神経細胞死を引き起こしているという。今後の研究によって脳でのこのホルモンの働きを阻害することができるようになれば、高齢者の認知障害を予防する新たな治療法の開発につながるかもしれない(12)。

コレステロール値の管理の必要性については、さまざまな勧告が行われすでに広く知られていることから、今後さらに多くの患者が内服薬による治療を希望する可能性がある。このような多くの患者にとって、スタチン製剤は有効で副作用も少ない薬剤だろう。

しかしながらスタチン製剤にも副作用がないわけではなく、なかにはスタチン製剤によって認知障害と認知症がみられたとの報告もある。スタチン製剤にも、副作用のみられる可能性があることは知っておくべきだ(38)。

記憶――その働きと加齢による影響

記憶とは、情報や経験を獲得し(記銘)、保持し、最終的に思い出す(想起)過程である。五〇代以上の人は新しいことを学習するのに時間がかかることが多いが、いったん理解すれば、その情報は若い人と同じように記憶としてとどまる。また高齢の人たち、とくに六五歳以上の人たちには何らかの記憶の問題がみられやすいのも事実で、彼らは自分がアルツハイマー病のような認知症になったのではないかと心配することがある。しかし統計的には、六五歳から七五歳までの人の中で実際にアルツハイマー病になる人は三パーセント程度である(30)。

記憶障害はまた、ベビーブーマー世代の心配事の一つということができる。彼らは自分の両親がアルツハイマー病やその他の認知症になるのを目の当たりにして、自分も同じようになるのではないかと心配しているのである。二〇〇六年の記憶に関する研究によれば、高い教育を受けた高齢者は、自分の知的な能力の衰えを心配しながら何らかの対策を行っているという。彼らはその不安を動機づけとして、衰えが現れることを予防するための身体的・精神的なトレーニングを行っているのである(21)。

認知症によるもの忘れがみられると、日常的な活動、たとえば買い物やお金の管理を適切に行うことができなくなる。さらに、よく知っているはずの場所で道に迷い、指示にしたがうことができず、何度も同じことを尋ねるようになったりする。

記憶は、さまざまな要素や過程からなるきわめて複雑な機能だ。記憶はいくつかの種類に分けられ、それぞれの記憶は脳の特定の機能に結びついている。たとえば、多くの人にとってなじみのある長期記憶は、出来事や自分が見たものや生活史を頭にとどめておく機能である。また作動記憶（または短期記憶）は、出来事などの情報を、より短い、必要な時間だけ頭にとどめる機能である。

人の記憶は、概念的には、脳全体に広がる神経活動によって作り出される思考のつながりである。人はある経験をすると、その経験をあとから思い出すために、脳全体を使って状況のすべて、すなわち風景やにおいや音、そして個人的な印象などを関連づける。そして、この関連づけが出来事の記憶となるのである。したがって、人がものごとを思い出しやすいのは、そのあらゆる状況を理解したとき、とりわけ強く印象が残ったときである[63]。

繰り返しになるが、情報を記憶してそれを思い出す行為は、三つの過程にわけられる。すなわち、記銘（情報を獲得すること）と保持（その情報を頭にとどめること）と想起（思い出すこと）である。外部からの情報を受けると人はまず五感をフルに使って脳に取り込むのだが、自分の頭の中で起きているこのような過程は、意図的に注意しなければほとんど意識されることはない。このようにして、出来事やそれに対する印象は、まず短期記憶としてとどめられる。

心理学者は、関連した情報の小さなまとまりを「チャンク」と呼ぶ。このチャンクの例としては、番号、単語、チェスの位置、人の顔などが挙げられるが、チャンクを見分ける能力は短期記憶の能力に関係するという。短期記憶についてよく知られる理論は、人は五つから九つのチャンク（7±2）を記憶にとどめやすいというもので、この理論は多くの研究者のあいだで長年にわたって支持されている[48]。

このような短期記憶の容量には限界があることも知っておく必要があるだろう。実際、最近の研究によれば、人が一度に集中できるのはだいたい四つの事柄だけだという。そして、短期記憶としてとどめられたそれぞれの情報は次のいずれかの経過、すなわち、（1）何度も反復してそのまま短期記憶としてとどめられる、（2）短期記憶から長期記憶に移される、（3）短期記憶を離れて忘れてしれられてしまう、のいずれかをたどることになるのである。[19]

もの忘れ

もの忘れは、脳の記憶保持の領域から記憶を引き出すことのできない状態のことで、だれにでもみられる。わずかなことを思い出せないと気にしていながら、多くのことを当然のように覚えている人は少なくない。とはいえ、たしかに、必要なときに人やものの名まえを思い出せないことは大きなストレスだろう。

作動記憶の働きは、何が重要かを見極める能力にも関連している。一般的な例として、高速道路を運転しているときに後部座席で子供がけんかをはじめたとしよう。この場合、賢明な運転手であれば、重要でない情報（子供のけんか）を無視して、より重要な、安全な運転の方に注意を向けつづけるだろう。[9] このような判断には、作動記憶が関連しているのである。

一方で、ある研究者たちは、最初に情報を処理する能力が高いのは集中力の高い人だと考えている。彼らによれば、何かを忘れたとすれば、その情報を最初の時点でしっかりと覚えていなかった（集中できなかった）か、覚える時間が短かったためにすぐに忘れてしまったのだという。[9]

人の脳は、知覚として受けた情報をいったんすべて記録するが、その情報を保持するのは情報に意味があるようにみえるときだけだ。つまり、使われない情報は徐々に消し去られていく。もの忘れの原因でもっとも多いのは、このようにして情報が作動記憶から長期記憶に移されないことである。もちろんその他に、長期記憶として保持された情報を想起できないということもある(83)。

長期記憶として保持できる情報の量に限界はないが、情報を保持したからといって必ずしも想起できるわけではない。たとえばだれでも、自分で覚えているはずなのに思い出せない経験があるだろう。これは、いわゆる「ど忘れ」である。このど忘れは、一世紀近くものあいだ、心理学者たちの研究の興味の的だった。なかでもブラウンとマックネイルはこの現象に関する体系的な研究を行い、次のような結果をまとめた。

・ど忘れはほとんど世界中でみられる現象である
・ど忘れはほとんどの人に週に一回程度はみられる
・人は、年をとるとど忘れが増えることを自覚する
・その一般的な例は、名前が思い出せないことである
・しかし実際には時間がたつと思い出せることが多い

アルツハイマー病によるもの忘れは、海馬の障害によるものだ。海馬は短期記憶と長期記憶のいずれにおいても重要な場所で(4)、海馬が障害を受けると新しい記憶を作ることができなくなる。一方で、海馬で作られた記憶は海馬以外の場所でも保持されている可能性が高い。

脳の老化防止薬についての真実

効果がはっきりしない薬を売る人たちがいるのは昔も今も同じで、病気に対するわずかな希望をもつ人たちに対して薬を売る詐欺のような店は現在も少なくない。テレビやラジオ、雑誌、新聞、コマーシャル、ダイレクトメール、口コミに加えて、今では世界的な市場になっている無数のインターネットサイトでは魔法のような薬の宣伝が行われている。このような詐欺のターゲットは高齢者であることが多く、実際に政府が行ったある調査によれば健康詐欺の大半は六五歳以上であったという。

加齢にともなう記憶力の低下や自分自身の頼りなさを心配している人は少なくない。そしてその心配のために、魅力的な宣伝をするニセ薬に簡単にだまされてしまうのである。頭のよくなる薬としてよくあるのは、認知機能を強化するという薬と、毒性があるともいわれる歯の充塡材、すなわちアマルガムを除去するという薬だ。また脳の機能回復訓練については実際に有効なものもあるが、有効であったとしてもその効果は限定的で、なかにはまったく効果のないものもある。(55) さらにこのような脳のトレーニングが実際にアルツハイマー病を遅らせるのかどうかははっきりしておらず、今後さらに研究が必要である。一方で、クロスワードパズルや新しい学習などの脳のトレーニングは長いあいだ推奨されてきた。このようなトレーニングには何らかの効果があるだろうとの意見は多いが、高齢者がこのようなトレーニングを行う場合、トレーニングを始める時点で重い病気にかかっていたり、感覚の障害があったり、その他の身体的・精神的な問題を抱えていることが多いためにその効果がわかりにくいのも事実だ。

一方で、ＦＤＡが承認した医薬品の中に向知性薬（ヌートロピク、認知改善薬）とよばれ、アルツハイマー病やその他の認知障害がある人の記憶や覚醒度を向上させる薬剤がある。その一つがアルツハイマー病の治療薬であるドネペジル、ガランタミン、リバスチグミンなどで、これらの薬剤は記憶障害や認知障害のある人に対する効果が確認されている。またモダフィニルという薬剤は、覚醒度を上げる目的のほかにナルコレプシーや線維筋痛症《せんいきんつうしょう》や慢性疲労症候群《まんせいひろうしょうこうぐん》に対して使用されるが（他に受験勉強の学生に対して使われることもある）、この薬剤には記憶を改善させる効果があるといわれ、無気力なアルツハイマー病患者に対して適応外で処方する医師もいる。またモダフィニルは、無気力が目立つうつ病の治療に、抗うつ薬とあわせて使われる場合がある。

　向知性薬という概念と定義はベルギーの科学者であるジュルギアによって一九七二年に提唱されたものだが、彼によれば向知性薬とは学習能力と記憶力を高める薬剤である(28)。

　認知機能に効果があるという宣伝に対しては、つねに疑いの目を向ける必要があるだろう。記憶力や覚醒度などの精神的な機能を改善して、脳の神経細胞の障害を予防する可能性があるビタミンやハーブは、すべて向知性薬として宣伝されている場合があるのだ。

　その他のいかがわしい治療として、歯科の修復材料として使われるアマルガムに関するものがある。アマルガムは銀とスズと水銀からなる合金で、そのおよそ五〇パーセントは水銀であるが、この水銀には毒性があることが知られている。具体的には、水銀は直接的な皮膚への接触と蒸発した成分の吸入によって人体に害を及ぼし、さらに実験室での研究では、水銀が神経細胞やその他のアルツハイマー病でみられる変性過程に影響することがわかっている。そして、歯科治療では歯にアマルガムを詰めたりそれを取り除いたりしたときに少量の水銀が放出されるというのである。しかしながら、実際には水銀の詰め物とアルツハイマー病やその他の神経疾患の関連を示す根拠は何もなく、現在もＦＤＡとアメリカ公衆衛生局とWHOは、歯科治療にアマルガムを使用することには問題がないとしている(17・65)。

効果の確認されていない薬に関する夢のような話は、患者に誤った希望を抱かせるとともに患者の体に害をおよぼす可能性がある。さらには患者に不必要な大金を支払わせて、患者を正しい治療から遠ざけることにもなる。このような悪徳商法が栄えている一つの理由は、心配や不安を抱え、絶望的になっている人をターゲットとしていることだ。このような人は、すぐに治る、治ることを保証する、といった嘘の話を真に受けてしまうことが多いのである。

だれもが健康詐欺にあわないように気をつけなければいけない。そうすることによって、宣伝やインターネット上の記事を疑いの目を向けながら読み、その中にある次のような危険な書き込みを鵜のみにはしなくなるだろう(55)。

・痛みもなくすぐに治ると保証する話
・特別な話や秘密の話。または時代遅れの話、すなわち郵便だけでしか利用できないという話や、その会社を通さなければ利用できないという話
・治ったという患者による体験談
・いくつもの病気に対して効果があるという話
・医学的に原因が解明されていない関節炎やがんのような病気が治るという話
・「特別キャンペーン」で無料のプレゼントや大量の商品がついてくるという話
・前金が必要な話や限定販売の話

もし商品に疑問がある場合には、医師や国民生活センターに確認するといい。そうすれば、その健康関連商品に関する真実を知り、詐欺から自分を守ることができるだろう。

認知機能を守り、強化する

現時点では認知機能の健康についての一致した見解はなく、研究者たちはその統一的な定義を作るための議論を続けている。認知機能の健康という場合には、認知機能の低下がないのは当然のこととして、最適な精神的な機能であるという点が含まれなければならない。この点について、米国国立衛生研究所が開催した「健康な脳」というタイトルのワークショップでは次のように結論づけられた――「認知機能の健康は単にアルツハイマー病のような病気がない状態を指すのではない。認知機能の健康に関する研究のなかでは認知症を扱わざるをえないが、認知機能の健康と認知症とは別の話だ。認知機能の健康には、通常の老化というだけでなく良好な老化という点が強調されるべきだ」。「通常の老化」が加齢にともなう衰えという意味で使われるのに対して、「良好な老化」は加齢にともなうプラスの側面も含む意味で使われるのである。

研究によれば、高齢者の知的な機能の維持には、身体的な要因と精神的な要因の両方が影響するという。そして器質的な病気がない場合には、常に使われていて刺激の与えられている脳の方が、使われていない脳よりも高い機能を維持できる。

最近の調査では、教育年数が長いほど加齢にともなう認知機能の低下がみられにくいという点が強調されている。たとえば脳の画像検査では、高い教育を受けた高齢者では記憶の検査中に前頭葉がより活発に働いている。この特徴は、同じような検査を若い人に対して行った場合にはみられないものだ。また研究によれば、教育年数が長いと脳で代替的なネットワークを作る力が強くなるという。さらには、高い教育を受けた人たちは年をとっても身体的・精神的に活動的でありつづけることが多いことから、これが認知にいい影響を与えている可能性も指摘されている(75・79)。

教育にともなう読書や学習や試験は、シナプスの結合を増強するようだ。そして、脳の細胞のあいだに多くの結合、すなわち多くのシナプスがあるほどアルツハイマー病やその他の認知症に対する抵抗力が増すという(40)。また活発な運動には、脳の血流を改善する効果とともに、肺の機能を最適化することによって適度に酸素化された血液を脳に送る効果も期待できる。認知機能の健康を維持するためにその他に重要なことは、社会的な活動を続けることだ。その反対に、社会的な活動が減ることは、認知機能低下の危険を高める(50・57)。

生活習慣と認知機能の維持に関するこれまでの研究結果について、公衆衛生的な視点からの再調査が行われている。この領域については今後さらに研究が必要だが、幸いなことに、認知機能を維持するための体重管理や血圧管理、身体的な活動や地域での活動などは、すでに多くの人が健康維持の目的で行っているものだ。

認知機能の最適化——脳を再教育するためのトレーニング

多くの研究によれば、人の名前の記憶や問題解決のような認知機能は、ある程度改善させることができる(86)。多くの研究者は、脳には使われていない回路がいくつもあり、このような使われていない回路を刺激することによって脳のシナプス結合を増強することができると考えている。また研究者たちは、新しい神経細胞を成長させることが認知機能の維持に有効だと考えている。なお、大脳皮質にある神経細胞は脳の回路の中心で、長いあいだ、情報伝達は神経細胞と神経細胞のあいだだけで行われると考えられてきたが、最近の研究では、いくつかのグリア細胞（グリア細胞は、神経細胞を大脳皮質の適切な場所にとどめる働きをする）が大脳皮質の情報伝達に関与している可能性も示されている。このような神経細胞の働きによって、情報を取り入れる感覚系、情報処理と意思決定を行う前頭葉、さらに決定されたことを実行する運動系が有効に機能している。

研究者たちによれば、認知機能に対して老化はある程度影響するものの、その程度は人によってさまざまである。また最新の研究によれば、機能を失った回路を補うために、多くの高齢者の脳では新たな神経回路のネットワークが作られているという。つまり脳内の複雑なネットワークは、修正、再構築され、細胞レベルでの調整が行われていて、高齢になっても脳はダイナミックに変化しているのだ(77)。一方で、認知機能の低下がみられる高齢者では、このような調整がうまく行われていない可能性がある。

ワーナー・シェイエ氏を中心にして行われたシアトル長期試験は、二〇代から九〇代の五〇〇〇人以上を対象として、高齢者の知的能力の違いを規定する因子を明らかにするために行われた試験である。そしてその試験の結果、人によって知的能力の低下の程度はさまざまだが、その程度は知的な刺激によって大きく影響を受けることが確認された(69)。

なかでも、高い認知機能を維持している高齢者に共通する特徴は以下のようなものであった。

・平均以上の教育を受け、収入が高く、高い生活水準を維持している
・慢性疾患がない

・読書や旅行を行い、文化行事や専門職の協会などに参加している

高齢者の認知機能の訓練は、認知機能や問題解決力などを高めるとともに記憶力の回復にも役立つ可能性がある。若いころに十分な教育を受けてこなかった高齢者でも、知的な能力を高めるためにできることはいくつもある。

運動が体力を維持するように、精神的な活動は認知機能や反射神経を維持する。また継続的な学習は脳の機能を高めて、新しいことに対する適応力を向上させるが、これは脳の中で活発に新しい軸索が作られるため、すなわち神経細胞がお互いに情報伝達をするための新しい回路を作るためだ。こうすることによって、脳は情報を蓄えて再生しやすくなるのである。

認知機能の改善に役立つ精神的な活動とは、次のようなものだ。(60)

・読書をする：読書クラブに参加したり、読んだ本について話し合ったりする
・芸術的な活動をする
・何かの講座を受講する
・ゲームで遊ぶ：パズル、クロスワード、チェス、またその他のボードゲームなどは脳の活性化に非常にいい
・新しい技術を獲得する：たとえばコンピュータには常に新しい機能や使い方があるだろう（あなたはマウスを使えますか？　タッチパッドを使えますか？）
・楽器の演奏を学ぶ

食事は記憶に影響するのか？

食事は健康にとってあまりにも基本的なものなので、かえって注意が払われないということがあるかもしれない。栄養のある食事をとることは、健康を維持するとともにさまざまな障害を遅らせるための基本的な生活習慣である。しかし医師があまり注意を向けないこともあって、患者の栄養面の問題は見逃されてしまうことも多いのだろう(15・25)。

記憶に対する食事の影響が注目されるようになったのは、ごく最近のことである。とくにフリーラジカルとよばれる活性化された分子が注目されている。高齢になるとフリーラジカルによる神経細胞の障害が大きくなり、その結果アルツハイマー病につながる可能性のある細胞の機能障害がもたらされるというのである(53)。（フリーラジカルは強い反応性を持つ分子や原子で、細胞障害を引き起こして、多くの加齢に関連した病気に関与する可能性がある。）

フリーラジカルが抗酸化物質によって中和されない場合には、細胞や血管や臓器が酸化ストレスによる障害を受けることになる。この酸化ストレスは脳の変性の原因として重要で、多くの研究によれば、補助食品や食事から得られる抗酸化物質は酸化ストレスによって引き起こされる障害の防御因子となる可能性があるという(57)。食事療法によってアルツハイマー病が治るということはないだろうが、その発症を遅らせる可能性は十分に考えられるのである。

またいくつかの研究によれば、血中に存在するアミノ酸であるホモシステインの濃度が高いと、冠動脈性心疾患や脳卒中、末梢血管障害の危険性が高まるだけでなく、高齢者の認知機能が低下する危険性が高まるという[23]。

ホモシステイン濃度が高い人は、食事からの葉酸、ビタミンB_6、ビタミンB_{12}の摂取が不足している場合が多い。さらにビタミンB_{12}の不足は、混乱や失見当を引き起こして、認知症にも悪い影響を及ぼす。

これらのビタミンは、ホモシステイン濃度を正常に戻すために必要不可欠なものだ。その他のホモシステイン濃度上昇の原因としては、甲状腺ホルモンの低下、腎臓病、乾癬、薬剤の影響などが挙げられる[1]。

しかしながら、ホモシステイン濃度と認知機能に関する別の研究によれば、ビタミンによる治療はホモシステイン値を低下させたが、認知機能を改善させることはなかった[16・47]。

それでもなお、食事が高齢者の認知機能にとって重要であることに議論の余地はない。食事は、脳血管障害を介して高齢者の認知障害に影響することがわかっている。また不飽和脂肪酸、抗酸化ビタミン、葉酸、ビタミンB_{12}などの栄養素の摂取と認知機能のあいだにも、関連があることがわかっている[5]。

脳は、酸化ストレスによる障害を受けやすい臓器の一つで、酸化ストレスが脳の老化や認知症に関与しているとの報告も増えつつある。これまでの報告をくわしくみてみると、このように、高齢者の認知機能に対して食事が重要であるとするものが多いのである[22]。

認知機能に対する食習慣の影響については、現在も研究が続けられている。たとえば血管性認知症と飽和脂肪酸の摂取量とのあいだには強い関連があるが、これは飽和脂肪酸とコレステロールの摂取が血管障害の危険性を高めて、さらに心血管障害が認知症の危険性を高めるためだ。また興味深いこととして、ω－3脂肪酸の摂取につながる魚の消費量は、認知症と負の相関を示す[36]。つまり、魚の摂取量を増やすと認知症を発症する可能性が少なくなるかもしれないのである。

最近、*Archives of Neurology* 誌に掲載された論文では、アルツハイマー病とその他の認知症になる危険を減らすために、週に三回、魚を摂取することが推奨された。研究者たちは、九〇〇人の高齢の男女を調査して、ω-3脂肪酸であるDHA値が高い人は、四七パーセントほど認知症になりにくく、三九パーセントほどアルツハイマー病になりにくいことを明らかにしたのである。これは、参加者の認知機能を平均で九年間にわたって、二年に一度ずつ調べることによって得られた貴重なデータである。(54・68)

米国心臓協会によれば、多くのアメリカ人にとってはω-3脂肪酸が多く含まれるような脂肪分の多い魚を週に三回も摂取することは現実的ではないため、サプリメントを使うことを推奨している。（DHA（ドコサヘキサエン酸）とEPA（エイコサペンタエン酸）はω-3脂肪酸で、必須脂肪酸に分類される。DHAとEPAは認知症の危険性を下げるために重要な栄養素で、鮭、イワシ、レイクトラウト［訳注　マスの一種］などに含まれる。米国心臓協会「食事と生活習慣に関する勧告二〇〇六」より）

覚えておくべきことは、心臓にとってよいことは、脳にとってもよいということだ。

一般的に、高齢者は社会の中でもっとも栄養失調の危険が大きいといえる。(3) そして研究によれば、生活習慣と血管因子は認知機能の低下と認知症の発症に関与する。しかしながら脂肪についていえば、現在までのところ、食事中の脂肪がどのようにして精神障害の発症に関与しているのかについてはわかっていない。

研究者たちによって、糖尿病が認知機能の低下に関連すること、とくに血糖値が記憶に影響することが明らかにされてきた。アルツハイマー病患者では、血糖値の上昇とともに認知機能が改善したのである。(20) この結果は、血糖値が上昇してインスリン濃度が上昇したことによるという。また、血糖値のコントロール不良が認知障害に関連しているとの報告もある。(52) つまりこれらの結果は、血糖値に異常がある場合には、血糖値が正しくコントロールされれば認知機能が改善しうることを意味する。一方で、高血糖はそれ自体で認知機能に悪影響を及ぼす可能性がある。長期にわたってコントロール不良の糖尿病を抱えていると、小梗塞を繰り返し、さらに血液の供給が不十分になることによって組織の破壊が進み、結果として血管性認知症を発症することになるのである。

また研究者たちによって、中等度の栄養失調が高齢者の認知障害を引き起こすことも明らかにされている[29]。そして実際に高齢者は多くの病気を抱えていて、また多くの薬剤を内服していることから、食欲低下と栄養失調がみられる危険性が高い[51]。

アルツハイマー協会が開催した「第一〇回アルツハイマー病および関連疾患に関する国際会議」では、栄養が認知機能に与える影響について、これまでの報告を強く支持する研究成果が発表された[33]。すなわち、中年のころに乳製品を通して大量の飽和脂肪を摂取すると、全般的な認知機能が低下して軽度認知障害になる危険性が二倍になることが示されたのである。そして反対に、魚を多く摂取するなどして多価不飽和脂肪酸を多量に摂取すると、記憶力、精神と身体機能のバランス、論理的思考、意思決定などの能力が高いことが示された[43]。

老化に関するサプリメントの役割についてはは未だにはっきりとはわかっていない。しかしいずれにしても、すべての医療関係者の意見が一致しているのは、食習慣の改善や運動習慣の徹底などの生活習慣の改善には、加齢に関連した認知障害の発症を減らす効果があるということだ。

適切な食事の習慣は、健康的な老化、慢性疾患の予防と進行抑制、慢性疾患に関連した障害、慢性疾患の治療と管理、さらには全般的な生活の質の維持に欠かせない。米国高齢者局は、国内の高齢者に対する栄養面のサービスを助成する高齢者栄養プログラムを定めているが、このプログラムの目的は、生活の自立が危ぶまれる高齢者が利用できる食事サービスを地域で提供することだ。具体的には、高齢者センターや教会や、栄養上の問題がある高齢者が入所するその他の施設に対して温かい食事の提供などを行う。実際に栄養上の問題が生じる状況は、運転ができない場合や経済的に問題がある場合、社会的に孤立している場合、料理ができない場合などとさまざまである。またその他のサービスとして、外出ができない高齢者に対する食事の宅配サービスも行われる。高齢者にはさまざまな危険があるが、その中で高齢者栄養プログラムは非常に重要な役割を果たしているといえるだろう。

この栄養プログラムは人種や宗教上の慣習を遵守して行われる。またこのプログラムでは高齢者が非公式な支援のネットワークを作るためのさまざまな機会も提供され、これによって新しい交友関係が作られるという別の役割も果たしている。またその他には、利用者に対するさまざまな健康サービスも提供されている。

第7章　事故はつきもの
――転倒について

認知症の人には転倒がよくみられ、言うなれば、転倒は認知症につきものである。そして転倒は、時として命取りになる。認知障害がある人には転倒がみられやすく、慣れた介護者であっても認知症の人の転倒を完全に避けることはできない。しかしながら、どうして転倒が起きるのか、そしてどうすれば転倒を減らして転倒による大きな事故を避けることができるのかを知っておくことは重要だ。

毎年、何千人もの高齢者が転倒している。高齢者の安全をおびやかす転倒の原因には、敷物の乱れや電源コードや、薄暗い照明のようにすぐに改善できるものと、老化にともなう身体的な変化や感情面の変化、さらには認知機能の変化のようにそれ自体を改善することは難しいものがある。

つまり転倒の原因には、場違いのところにある家具といった単純なものから、歩行機能や障害物を見分ける能力に影響する脳内の神経内分泌系の変化といった複雑なものまで、さまざまなものがある。介護者であれば、このような危険を減らして安全を確保しながらも、行動を過度に制限することなく、できるだけ自立した生活を楽しませたいと考えるだろう。

よく知られていることとして、認知症の人の転倒の頻度は認知機能が正常な人の約二倍である(72)。そして認知症で転倒した人の約半数がけがを負い、なかには股関節を骨折したり死亡したりする人さえいる。

転倒の危険

転倒の危険はすべての年代の人にあるが、転倒に関連して死亡した人の六〇パーセントは六五歳以上であり、またアメリカでは毎年、高齢者の三分の一以上が転倒している[70]。そしてその結果、転倒は、八〇歳以上の男性と七五歳以上の女性において、外傷による死亡原因としてもっとも頻度の高いものとなっている。また、転倒すると股関節を骨折する可能性があるが、股関節骨折を生じるとその後の死亡率はさらに高くなる。股関節骨折をした人の二五パーセントは一年以内に死亡し、残りのうち五〇パーセントの人は骨折前と同様の運動と生活の自立をすることはできなくなるのである。

ほとんどの転倒は複数の原因が絡み合って生じるので、その原因を明らかにすることは簡単ではない。一般的に、転倒の原因は内因性と外因性に分けられる。内因性の原因とは、バランス感覚や安定性（立位の安定性、歩行時や座っているときの安定性など）を維持する機能の低下などの老化にともなう心身の変化である。それに対して外因性の原因とは、環境によるものである。外因性の原因には、それ自身で転倒の危険を増すものと内因性の原因と組み合わさることによって転倒の危険を増すものがある[48]。

American Journal of Public Health 誌に掲載された最近の研究では、四五歳以上の人の転倒率が調べられた。この研究者たちによれば、中年と高齢者では、屋内よりも屋外での転倒の危険が大きく、とくに外出先で段差とカーブがある場所を歩いているときに転倒することが多かった。一方、病弱だったり健康に問題があったりする人は、室内で転倒する危険が大きかった[43]。

認知症の人の転倒は命取りになる可能性がある。とくに軽度から中等度の認知症の人は転倒しやすく、転倒した場合に大きな影響を受けることが多い。そしてその結果、本人と家族の生活は取り返しがつかないほど大きく変わってしまうことが多い。

統計によれば、一時間に一人の頻度で、高齢者は転倒によって死亡している。二〇〇一年には、一万一〇〇〇人を上回る六五歳以上の高齢者が、転倒によって死亡した。高齢者のこのような致命的な転倒の五四パーセントは自宅で発生している。また転倒は、女性に多くみられ、時間的には午後に発生することが多い(52)。転倒は、致命的ではない外傷の原因としても最も頻度が高く、病院に入院する理由としても非常に多い(16)。

最近アルツハイマー病と診断された七二歳のバージニアは、七八歳になる夫のフランクと自宅で生活していた。フランクは、スーパーマーケットでパートタイムの仕事をしながら妻の介護をしていたが、フランクが仕事に行っているあいだも彼女は一人で問題なく過ごしていたので、とくにその生活を変える必要性を感じてはいなかった。ところがある日の午後、彼が自宅に戻ると、バージニアが床で、右足を異常な角度に曲げて横になっていたのである。どうやら飼い犬にひもを付けようとしたとき、ひもに足をとられて転倒して小さなテーブルにぶつかったようだった。

バージニアはこの転倒によって股関節骨折を生じ、手術と長期のリハビリを行うことになった。そして彼女の生活の質は大きく低下し、その後の経過は悪くなる一方だった。

高齢者の寿命が骨折によって縮むことは、医療関係者のあいだでは以前より知られていたことだ(4・67)。股

表7-1　内因性と外因性に分けた転倒の原因

内因性の原因	外因性の原因
年齢	慣れない環境（新しい家への転居）
転倒の既往	多剤併用・アルコール摂取
めまい	散らかったもの
歩行障害・体調不良	浴室に手すりや滑り止めがないこと
視覚障害や聴覚障害などの感覚障害	合っていない履物・滑りやすい床・薄暗い照明
認知症・脳卒中・筋疾患・失禁がある状態	安全でない階段・段差のある床

関節骨折をした人のうちかなりの人は、骨折から一年以内に死亡する(42)。バージニアも、その一人だった。彼女は手術には成功したが、リハビリテーションが上手くいかなかった。彼女はその後、下垂足［訳注　足を甲側に反らすことができない状態］となり、ふたたび歩くことができないまま転倒の二～三カ月後に亡くなった。

以前にくらべて慢性疾患がよく管理されるようになってきたことから、慢性疾患による死亡は減少してきている。一方で転倒による高齢者の死亡は、一九九〇年代以降、急増している(5)。高齢者の骨折の多くは転倒によるもので(7)、転倒した人のうち約三分の一は、頭部外傷や股関節骨折などの重傷を負う。そしてその結果、高齢者の転倒は、死亡の最大の原因となっている(42)。（表7-1）

転倒予防──医学的管理、運動、住環境の改善

高齢者の転倒の原因にはさまざまなものがある。そしてそのために研究者たちは、転倒予防に有効なプログラムをいくつかに分けて作成している。転倒予防の第一歩は、転倒の危険を明らかにすることである。そして患者と家族が転倒の危険を発見してその対策を立てようとするときには、医療関係者からのアドバイスを受けるといいだろう。どのように階段の昇り降

りをして、どのように椅子を使い、どのように車の乗り降りをすればいいのか？　その人には杖が必要なのか、それとも歩行器や車いすが必要なのか？　どのくらい歩くことができるのか？　歩くときの足取りは問題ないのか？　足を引きずるのか？　ふらつくのか？　といった点を質問するといい。

その他に、理学療法士は身体の弱い部分を改善させるための運動プログラムを作成してくれるだろう。また作業療法士は、関節をサポートするための装具を使うことや、効果的な道具を使うこと——たとえば、シャワー室やバスタブで椅子を使うこと、トイレやバスタブに手すりをつけること、長い靴べラを使うこと、靴下に滑り止めをつけることなど——を勧めてくれるかもしれない。さらには自宅や地域の状況に応じて、危険を減らして高齢者が安全に日常生活を送れるように自宅の改修を勧めてくれることもあるだろう。

医学的管理

まずはじめに、医療関係者に転倒の危険性を評価してもらうことが重要だ。この評価は、通常のかかりつけ医の診察のときにお願いしてもいいだろう。転倒に影響する健康上の理由として多いのは、薬剤の多剤併用、骨粗鬆症、八〇歳以上であること、平衡感覚や歩行の変化がみられること、視力や聴力の障害があること、などである。

運　動

運動は、高齢者にとどまらず、すべての年代の人の健康の維持に重要である。運動はいくつかの慢性疾患の発病率を下げ、うつ病を改善して、自立した生活を維持するとともに、生活の質を高める。(64)そして研究によれば、高齢になってからでも、運動をすることによって身体機能を改善させることができる。また、平衡感覚のトレーニングやストレッチ、筋力のトレーニングは、身体機能を改善させるだけでなく、転倒の危険性を低下させる(13)。

高齢者の転倒を予防して、転倒した場合でもその回復を早めるような、さまざまな健康トレーニングや筋肉トレーニングがある。定期的に運動している高齢者は少なく、運動不足のために転倒後の回復が遅れている高齢者は少なくない。

住環境の改善

高齢者が生活する環境には、さまざまな危険が潜んでいる。したがって自宅に、高齢者が足を滑らせ、つまずき、転倒する危険がないかを確認して、いくつかの修繕を行うことによって、より安全に生活できるようになるだろう。高齢者は、修理や近代化を必要とするような古い家に住んでいることが多く、実際に六〇パーセント以上の高齢者は、現在の家に二〇年以上住みつづけているという。したがって安全性と快適性を高めるためには、身体的な変化と生活習慣の変化にあわせて自宅を適切に改修する必要がある。たとえば浴室は、洗い場やバスタブに手すりを付け、座れるようにして、床面を滑らないようにするといいだろう。お湯の温度はやけどを起こさないように、四八・九度(華氏一二〇度)以下に設定するべきだ。また階段には、手すりと適当な明るさの照明をつけるべきだろう。

高齢者は、家に置かれているものを本来とは別の目的で使用して、その結果、足を取られることが少なくない。たとえば高いところに手が届くようにと、台所の椅子や積み重ねた箱や本の上に乗ったときなどが危険だ(さらに詳しい自宅の安全については表7－2を参照)。

表7-2　自宅の安全：問題点と解決法

よくある問題	解決法
浴室への出入りが困難	手すりを設置する，シャワー室からの水漏れを防止する，椅子を置く場所をかえる
バスタブやシャワー室が滑りやすい	滑り止めのついたテープやステッカーをバスタブやシャワー室に貼る
蛇口ハンドルやドアノブを回すことが困難	レバー式のハンドルに交換する
自宅への出入り口が薄暗い	電灯を設置する（出入りの問題が何か一時的なものであれば懐中電灯を使えばいいこともある）
火の扱いや換気が困難	断熱板，換気窓，空調設備を設置する
階段の昇り降りが困難	階段の両側に手すりを設置する，階段昇降機を設置する

地域には、段差や割れ目のある歩道、とび出した木の根、深い穴などの、つまずきや転倒の原因となる危険がいくつもある。道路に信号がなく、車がスピードを出すような場所であれば、ちょっとした外出で道路を渡ることにさえも危険が大きい。

高齢者の行動を考えるときには、加齢によって明暗の感覚、立体感覚、色覚などが低下していることを考慮しなければならない。普段は視力に問題のない高齢者でも、太陽の光がまぶしい日や曇った日には、また光の入らない場所に行った場合には見えにくさを感じることがあるだろう。環境は、認知症の人が快適に生活ができるかどうかを大きく左右するので、家族や介護者は、自宅に潜む危険を確認しながら環境の問題を解決していくことが必要だ。転倒は、六五歳以上の高齢者の外傷に関連した死亡原因として最多で、また致命的ではない外傷による入院理由としても最多で、二〇〇〇年には一六〇万人の高齢者が転倒によって救急搬送され、三五万三〇〇〇人もが入院しているのである[15]。

身体機能の低下と股関節骨折

認知症患者を介護している家族は、患者にどのような危険があり、どうすればその危険を避けることができるのかを知ることによって、より安全に介護することができる。

毎年、約三〇万人もの高齢者が転倒による股関節骨折を起こしている[16]。そして股関節骨折は圧倒的に女性に多いのだが、男女とも、年齢が上がるとともにその頻度が急激に増加する[59]。

股関節骨折で多いのは、高齢の認知症の女性が転倒して歩けなくなるようなケースだ。場合によっては、痛みを訴えないこともある[12]。そして、転倒の重要な危険因子が認知障害である。その他の危険因子としては、繰り返しみられる小さな脳卒中、一過性脳虚血発作、そして以前の骨折の既往などが挙げられる[47]。

転倒によって入院した高齢者の入院期間は、その他の理由による入院期間の約二倍である[22]。そして、転倒して入院した高齢者は、ベッドでの臥床時間が長期に及ぶことが特徴である。入院すると身体機能の低下がみられるが、これはベッドでの臥床を一週間続けると筋力が少なくとも一〇パーセント落ちることによる。さらに身体機能の低下は、心肺機能と運動能力を低下させる。このためにその状況から回復することは一般には困難で、回復するとしても非常に長い努力を必要とすることになる[33]。

股関節骨折の手術のために入院した高齢患者は、術後にさまざまな合併症を起こすことがある。その一方で、全体的な機能の回復のためには、術後のできるだけ早い時期から体を動かす必要がある。手術後の離床の遅れは、機能回復の遅れと生存率の低下をもたらすのである。実際には、股関節骨折を起こした患者の約五分の一はその後の何らかの大きな病気、すなわち心臓病や重度の電解質異常、肺疾患などのために入院を続けている。そして手術前から一つ以上の病気を抱えている場合には、手術後に問題が発生する確率が約一〇倍になる。[45]

股関節骨折を起こして入院した患者は五日間程度はまったく体を動かすことができないが、体を動かせない状態が続くことはその後の経過を悪化させる。この点は患者の自宅への退院が可能か否かを左右するので、十分に考慮されるべきだろう。さらに、動けない状態が長く続くことは生存率の低下にもつながるという。[66]

転倒したことがない人と違って、転倒した高齢者は、日常的な生活を再開したとしてもさまざまな活動を以前と同じように行って自信を取り戻すことは難しい。転倒は、実質的にすべての身体的な活動や社会的な活動に影響を及ぼすのである。[40] また転倒した人は、その後、施設に入所する確率が非常に高くなる。[71]

転倒の力学と防止法

転倒による骨折に大きな影響を与える三つの要素――転倒のトライアングル――について考えてみよう。

（1）転　倒

転倒は、濡れたところや滑りやすいところを歩いていて足を取られたときに起こりやすい。加齢は転倒に影響するが、これは加齢によって反射神経が鈍くなることによる。反射神経が鈍くなると、急に体を動かしたときや重心が動いたときに、バランスを持ち直すことが難しくなるのである。

（2）　転倒するときに働く力とその方向

転倒するときに働く力が、骨折を起こすかどうかを決める。たとえば、転倒前の臀部と床の距離が離れているほど、骨折する可能性が大きくなる。つまり、背が高いと股関節骨折の危険が大きい。転倒する方向も重要で、左右への転倒や垂直方向への転倒は、後方への転倒にくらべて危険が大きい。手をついたり、倒れている途中に何かをつかむことによって転倒が避けられることもある。[52]

少し前の調査によれば、転子（臀部）にパッドをつけることによって、転倒後の股関節骨折を減らすことができた。この保護具はプラスチックや発泡剤でできたもので、専用の下着のポケットに入れて使用する。転倒によるエネルギーをこのパッドで吸収することによって、臀部への衝撃が減るのである。

この臀部の保護具は、施設で生活していて、股関節骨折の既往がある高齢者の転倒による外傷を減らすとの報告がある。この保護具は、まったく痛みをともなわず、薬剤も使わずに重大な健康上の問題を防ぐという点でとくに注目に値する。

しかしながら現時点では、この臀部の保護具が、地域に住む高齢者の転倒後の骨折を減らすのに有効であるとのデータはない。ある研究によれば、不快感、皮膚への刺激、皮膚の剝離などの不満がよくみられ、その結果、保護具を装着しなくなってしまうことが多いのだという。[69]

（3）　骨のもろさ

高齢者の骨折、とりわけ高齢女性の骨折は、骨密度の減少、すなわち骨粗鬆症によるものがもっとも多い。推計によれば、五〇歳以上のアメリカ人のうち一〇〇〇万人が骨粗鬆症であり、さらに四六〇〇万人が骨減少症であるという。[26] 骨減少症は骨粗鬆症にくらべれば骨密度の減少が軽度な状態で、骨粗鬆症が深刻な病気であるのに対して、骨減少症はその前段階の状態であると考えられている。

骨密度の減少は、長い時間をかけてゆっくりと進行する。通常、人の骨密度は三〇歳ごろピークに達するが、その後も骨は骨再生とよばれる代謝を続ける。骨再生の過程は、二つの代表的な骨細胞によって行われる。その一つは古くなった骨を破壊して骨に空洞を作る破骨細胞で、もう一つはこの空洞を埋めていく骨芽細胞である。新しい骨の量が破壊された骨の量と等しければ骨は強い状態を維持しつづけるが、何らかの原因によってこのバランスが崩れると骨はもろくなり壊れやすくなる。そして、このように骨が壊れやすくなった人は、骨折の危険が大きくなる(44)。

骨折の約五パーセントは「自然」に生じていて、まずはじめに骨が壊れて、そのために転倒がみられているようだ。骨密度の減少と骨組織の構造的な変化によって、骨は壊れやすくなる。骨粗鬆症が転倒の原因とまではいえないかもしれないが、骨密度の減少があると、とつぜん負荷がかかったり転倒した場合に骨折を起こす危険性が高まることは確かだ(56)。

骨粗鬆症は自覚症状のない「沈黙の病気」だ。もろくなった骨は、わずかな負荷がかかると、何の兆しもなく壊れる。一方で、骨折と骨粗鬆症に関連があることが多いという事実はそれほど知られているわけではないので、自分の骨密度が低いことを知らないまま転倒して骨折する人も多い。とくに女性の場合には、一度、骨密度の測定を行っておくといいだろう。

骨粗鬆症にともなう骨折は、体力を低下させるとともに大きな経済的な負担となる。骨の病気が社会と個人にもたらす経済的な負担についてはほとんど知られていないが、アメリカでは、骨粗鬆症にともなう骨折のために年間に一八〇億ドルもが費やされているのである。なお、一人の股関節骨折にかかる費用は、合計すると八万一〇〇〇ドル（八一〇万円）以上にも達するという(64)。骨粗鬆症は股関節骨折の

表 7-3　転倒と骨折についての事実

- 股関節骨折の 90% 以上は，骨粗鬆症に関連している．
- 高齢のアメリカ人の，股関節骨折の九割は，転倒による．
- 股関節骨折を起こした人は，その後の一年間に死亡する確率が，同じ年齢の人にくらべて 5 ～ 20% 高くなる（65 歳以上の場合）．また，より高齢で股関節骨折を起こした人ほど，1 年以内に死亡する確率が高い．
- 自立した生活をしていた人が股関節骨折を起した場合，そのうちの 15 ～ 20% の人は，1 年後も介護が必要な状態が続く．
- 転倒は，女性に，自宅で，午後にみられることが多い．

出典：NIAMS 2005

もっとも大きな原因なので、股関節骨折の危険を減らすためにもっとも重要なのは骨粗鬆症の予防だといえる。[29,54,55] 寿命は延び、高齢者は増加している。したがって、予防的な措置がとられなければ、骨折する高齢者の数は飛躍的に増加することになってしまうだろう。

骨密度を維持するためには、適切にカルシウムとビタミンDを摂取することが重要である。通常の食事ではカルシウムやビタミンDが不足することが多いので、食事で不足している分についてはサプリメントで補うといいだろう。（表7-3、表7-4）

転倒の危険性を高めるその他の要因

高齢者の転倒の原因が一つだけということはほとんどない。毎年、アメリカでは三分の一近くの高齢者が転倒していて、二〇〇三年には六五歳以上の高齢者のうち一万三七〇〇人以上もの人が転倒に関連した外傷のために死亡した。また、毎年約二〇〇万人が、転倒に関連した致命的ではない外傷のために、救急治療室で治療を受けている。今後、高齢者人口の増加とともに転倒による外傷は増加し、その治療に要する費用は二〇二〇年までに四三八億ドル（四兆三八〇〇億円）にも達すると見込まれている。[18]

骨の壊れやすさのほかにも、身体的な変化、感情面での変化、そして認知機能の変化によって、高齢者が転倒する危険性は高くなる。

このように、転倒に対する医学的・生物学的な危険因子は、高齢者にみられる通常の加齢による変化から病気による変化までさまざまだ。高齢者にみられる一般的な変化としては、感覚の低下、筋骨格系の機能や神経系の機能の低下、さらには代謝系の機能の低下がある。

表 7-4　カルシウムとビタミンDの必要量

年齢	カルシウム（mg／日）	ビタミンD（IU−国際単位／日）
51 〜 70 歳	1,200	400
71 歳以上	1,200	600

コップ1杯の牛乳やオレンジ果汁ジュースは，約 300mg のカルシウムと 50 単位のビタミンDを含む

出典：全米科学アカデミー 1997

高齢女性が転倒に関連した外傷で入院する頻度は男性の約三倍だが、高齢男性が転倒によって死亡する頻度は女性にくらべて二二パーセントほど高い。この理由としては、六五歳以上の男性は同じ年代の女性にくらべて多くの慢性疾患をもっていることと、男性の方が高いところに登ったり重いものを持ち上げたりするなど危険な行動をとることが多いことが挙げられる。また、以前に転倒したことがある高齢者や普段からつまずくことの多い高齢者が一年以内に転倒する可能性は、ほかの高齢者の二〜三倍である。さらには、筋力が低下してバランスが悪く、いくつもの病気をもつ人が転倒する可能性は、同じ年代の健康な人の約三倍で、また転倒すると大きな外傷を負うことが多い[15]。

年齢とともに転倒の頻度が増加するのは今も昔も変わらないことで、転倒による外傷をもっとも負いやすいのは八〇歳以上の高齢者である。このような高齢者の転倒の危険性を考えるときには、とくに、それぞれの医学的な状況を考慮することが重要だろう。

表 7－5　致命的ではない転倒の頻度
（人口 10 万人あたり，年齢は 2000 年の人口に調整）

年	男性	女性
2001	3,585.8	5,280.9
2002	3,482.7	5,233.4
2003	3,858.8	5,705.1
2004	3,850.6	5,719.9
2005	3,674.0	5,466.7

アメリカの 65 歳以上の男女を年齢調整した，致命的ではない転倒の頻度．2005 年には，女性の転倒の頻度は男性にくらべて約 49％ほど高かった．

出典：CDC 2005

筋力低下と身体疾患の二つ、とくに下半身の筋力低下と失調は、転倒の原因としてきわめて一般的なものである。米国老年医学会、英国老年医学会、米国整形外科学会の合同委員会によれば、この二つがある場合には、高齢者の転倒の危険性が四〜五倍になるという。[2] また、筋力低下、バランス感覚の低下、柔軟性の低下、協調運動の能力低下は、日常生活を続ける高齢者にとっても脅威となるが、これはこのような能力の低下によって運動をしなくなり転倒の危険がさらに大きくなるためだ。そして、運動能力が低下した状態で転倒すると、多くの場合は寝たきりになり、自立した生活を送ることができなくなるのである。（表7－5）
　次に、転倒の危険性を高めるその他の要因について述べる。

急性疾患

　感冒などの急性疾患は、転倒の原因の一〇〜二〇パーセントを占めている可能性がある。[31] 急性疾患の代表的な例は感染症だ。感染症は、精神状態を不安定にさせ、混乱と失見当を引き起こすことによって高齢者の転倒の危険性を高める。また、カナダで行われたある研究によれば、感染症の人は衰弱や疲労感、さらにはめまいによる転倒と外傷の危険性が高い状態だったという。[63]

バランス感覚と歩行障害

認知症やバランス感覚の低下、さらには転倒に対する恐怖心は、いずれも歩行障害の原因となる。なかでもバランス感覚の低下は協調運動の機能低下とともに歩行障害を引き起こして転倒の危険性を高めるが、医療関係者の多くは、この歩行障害の多くは単に加齢によってみられる自然の変化ではなく、何らかの身体的な病気によるものであると考えている(3)。

八〇代になっても歩行が正常で活動的な高齢者がいる一方で、歩行の動作が遅くなり歩幅が小さくなっていることを自覚する高齢者も少なくない。この二つの特徴は、高齢者にみられる歩行障害としてたびたび指摘されるものだ。

ある研究者たちは、この加齢に関連した変化を、「本態性老年期歩行障害《ほんたいせいろうねんきほこうしょうがい》」とよぶ。この状態の高齢者は、両足を左右に広げ、小さな歩幅で腕を振らずに前かがみで歩くが、このような歩き方はいずれも転倒の危険性を高める。この障害の妥当性については現在も議論が続いているが、多くの医師は、これが診断を受けていない何らかの病気の前兆である可能性や、アルツハイマー病や血管性認知症、正常圧水頭症などの進行性の認知障害の症状の一つである可能性を考えている(4)。

このような医学的な変化や神経学的な変化が高齢者の歩行障害を引き起こす一方で、転倒が認知症患者にみられやすいこともよく知られている。認知症患者が転倒しやすい原因としては、まず、認知症によって協調運動が障害されることが挙げられる。また、認知症の中心的な症状の一つは判断力の低下だが、そのために認知症の人は、椅子に座るような単純な動作から車を運転するような複雑な動作にいたるまでのさまざまな自分自身の動作の能力について、正しく判断することができない。その他の転倒の原因としては、変形性関節症によって動作が制限されることが挙げられる。またさまざまな内服薬の副作用によって、転倒の危険性が高まっていることもある。

繰り返しになるが、バランス感覚の低下とそれによる歩行障害によって、転倒の危険性が高まっているケースは非常に多い[46]。そして地域で生活する高齢者の約二〇パーセントには歩行障害がみられ、歩行に他人の助けを借りたり、特別な歩行補助器具を使用することを必要としている。なお、補助器具の使用を検討する場合には、安定性の簡単な指標として重心の揺れを評価するといい。この評価は、転倒したことのない人にバランスの障害があるかどうかを調べるときにも有用だ[30]。正常な人が立っているときには、自覚できない程度に体が前後に揺れつづけている一方で左右にはほとんど揺れないが、高齢になると、この前後左右の揺れが大きくなり転倒の危険性が高くなっているのである。

運動不足／体を動かすことの少ない生活習慣

多くの高齢者は普段の生活の中でほとんど運動をしていないが、転倒に関連するもう一つの要因は、この運動不足である。運動に転倒を減らす効果があることは以前から知られているものの、この点についてはあまり注目されることがなかった。また現状では、医師から運動が指示されることも少ない。しかし実際には、いくつかの特定の運動を定期的に行うと、バランスや移動能力や反応時間は目を見張るほど改善する。さらに習慣的に運動することには、そのほかの効果、すなわち閉経後の女性と七〇歳以上のすべての人の骨密度を上昇させる効果もある。

この何年かのあいだに、太極拳がバランス感覚を改善し、転倒の危険性を低下させ、転倒に対する不安感を軽減し、日常生活の活動能力を改善する可能性があると報告されてきた[41・77]。しかし太極拳に本当に効果があるのかどうかは、現時点でははっきりしていない。このため米国疾病対策予防センター（CD

表 7-6　自宅でできるバランス感覚の訓練

・椅子や流し台や調理台につかまる．片足で 1 分間ずつ立つ練習をして，徐々に時間を延ばしていく．さらに，目を閉じてバランスをとったり，つかまらずにバランスをとる練習をする．
・椅子や流し台や調理台につかまる．つま先で立つ練習をする．次にバランスを後ろに移してかかとで立つ．それぞれの体勢を 10 秒間ずつ維持する．
・椅子や流し台や調理台に両手でつかまる．お尻を左に大きな円を描くように動かす．次に右でも同じように行う．肩や足を動かしてはいけない．これを 5 回繰り返す．

出典：NIH Senior Health, http://www.nihseniorhealth.gov/osteoporosis/toc.html

C）は二〇〇五年の一〇月に、太極拳を高齢者のコミュニティで実施している転倒予防のプログラムに予算をつけ[17]、この本の執筆の時点までに、運動ができる六〇歳以上の高齢者が研究者たちの観察のもとでこのプログラムを開始した。研究者たちは、太極拳による転倒予防の効果を実証して、このプログラムを社会全体に広げていきたいと考えている。

二〇〇三年に発表された報告書では、運動プログラムによる介入を行うことによって、転倒の危険性が一五パーセントほど低下し、転倒する人が二二パーセントほど減少すると結論づけられた。この転倒予防のための運動プログラムの多くは、心血管系の機能や筋力を強化して、柔軟性を高め、バランス感覚を改善させるように作られたものだ。これまでの研究結果にもとづいて、研究者たちは、すべての高齢者が散歩やサイクリング、簡単なエアロビクス運動、さらにはバランス感覚の改善や筋力増強や柔軟性の向上などを目的として作られたプログラムに取り組むことを勧めている[19・57]（表7－6）

視力低下

視力の変化は、転倒の原因となる。視力に障害があると、具体的には明暗の調整機能の低下や遠近感の変化や視力低下があると、約二・五倍も転倒しやすくなる[2]。

多くの場合、視力の低下は眼鏡によって矯正されるが、眼鏡をかえると慣れるのに時間がかかり、そのことがまた転倒の原因となってしまうことがある。とくにこのような転倒は、新しい眼鏡が遠近両用である場合に起きやすい(23)。医師の指示で遠近両用の眼鏡が作られることもあるが、この眼鏡を使うと、眼鏡の下半分を使って下の方向を見ようとしたときに遠近感が変わることになるのである。そしてこの遠近感の変化が、バランス感覚を失わせて転倒の原因となってしまう。このような転倒を防ぐには、遠近両用眼鏡の使い方を練習をして、ものを見るときにはまっすぐ見て下を見るときには頭を少しだけ下げて見て、レンズの焦点を合わせるようにすることが必要だ。なお安全のために、この練習は自宅や慣れた場所で行うべきである。

明暗の調整力の低下も、転倒の危険性を高める。さらに高齢になると、視力低下の原因となる二つの病気、すなわち黄斑変性症と緑内障になりやすい。このような眼の病気は高齢者ほどかかりやすいので、すべての六〇歳以上の人は毎年、眼の検査を受けた方がいいだろう。また糖尿病や高血圧の人は、その病気によって視力に問題がみられることがあるので、より頻回に検査を受けるべきだろう。

失禁

失禁もまた、高齢者の転倒の危険性を高める。また排泄に関連した事故は、トイレに急ぐあまり、障害物を避けて安全に注意しながら歩く余裕のないときに起きやすい。このようなときには、トイレに間に合うことしか頭にないために、危険が見逃されてしまうのである。

病院や高齢者施設などでは、尿失禁をする高齢者は転倒する危険性が高い(6・11)。転倒は、病院のトイレでの排泄中にみられることや、長期入所用の施設の配膳室やホールや浴室でみられることがある。施設の入所者によれば、トイレに間に合わせるために、スタッフが介助に来てくれるのを待てないことが多いのだという[25]。

高齢者の転倒予防プログラムの中で重要なことの一つは、失禁の種類と程度を評価することだ。長期入所用の施設でも急性期用の施設でも、高齢者の身体機能や認知機能の変化に合わせて排泄の計画を立てることは転倒予防につながるだろう[6]。

変形性関節症

多くの転倒には何らかの慢性疾患が関与していて、たとえば失禁と不整脈と脳卒中と急性の感染症は、転倒の約二〇パーセントの原因となっている可能性がある[63]。

しかしこのような多くの慢性疾患の中で、もっとも転倒に関連しているのは変形性関節症《へんけいせいかんせつしょう》である。変形性関節症は多くのアメリカの高齢者にみられる病気[74]で、その特徴は関節でクッションと動きを滑らかにする働きをもつ軟骨が壊れてしまうことだ。ほとんどすべての人では、四〇歳までに、体重のかかる関節（股関節や膝関節など）で変形性関節症に近い何らかの変化がみられる。さらに実質的にすべての人では、七五歳までに、一つ以上の関節に運動が制限されるような変化がみられる。変形性関節症が膝関節で生じた場合には、足の運動が制限され、物をまたいだり足を上手く動かしたりすることができなくなり、また痛みのある膝に体重をかけないようなぎこちない動きになる。

認知症の人の多くは高齢者なので、認知症の人には、程度の差はあれ変形性関節症がみられているといえるだろう。しかしながら、彼らは症状を自分の言葉でうまく伝えることができないので、その違和感や痛みを正確に評価してもらうことは難しい。変形性関節症を疑うべき症状は、転倒、興奮の頻度の

表7-7　高齢者に使われることの多い薬剤

処方薬	市販薬
鎮痛薬	アルコール
抗うつ薬	制酸薬
降圧薬	便秘薬
抗不安薬	非ステロイド性抗炎症薬
心血管作動薬	
利尿薬	
鎮静薬	
精神安定薬	

増加、筋肉の緊張、姿勢の変化、四肢を守るような態度などである(76)。

多剤併用

薬剤が高齢者の転倒を引き起こすことがあるので、医師は、薬物治療の効果とともにその危険性について慎重に評価する必要があるだろう。多くの薬剤によって転倒の危険性が高まることがわかっていて、これは新しい薬剤についても同様である(28)。さらに加齢にともなう身体的な変化によって、薬剤の副作用がみられる可能性が高くなる。それぞれの薬剤についてはどのような副作用がみられやすいのかがわかっているが、高齢者にみられる薬剤の副作用の原因としてもっとも多いのは多剤併用による副作用である。高齢者は多くの薬剤を内服していて、平均的には六五歳以上の高齢者は二～六剤の処方薬と一～三剤の市販薬を内服しているのである。

幸いなことに、多剤併用によって生じた副作用は、内服している薬剤の種類や量を調整することによって速やかに改善することが多い。最愛の人にみられる薬剤の副作用とそれによる悲惨な結果を防ぐためには、家族が注意を払うことが重要だ。必要であれば、専門的な知識を持つ薬剤師に処方せんをみてもらい、薬剤の副作用で転倒する危険性を評価してもらうこともできるだろう。一方で薬剤師を含めた医療関係者は、副作用による危険を少しでも小さくする方法を患者と家族に指導しておくことが重要だ(20)。また医師と薬剤師は、患者が内服しているすべての薬剤について、すなわち処方薬と市販薬の両方について把握しておくことが重要だろう。

すべての薬剤には何らかの副作用の可能性があるといえる。ある医療関係者は次のように話す――「もしその薬があなたの症状を和らげるのに十分なほど強力であるなら、同時にあなたを傷つけるのにも十分なほど強力である」。このアドバイスを心に留めておくといいだろう。（表7－7）

副作用に影響する身体的な変化

代　謝

代謝とは、細胞の中で、食べ物に含まれる燃料をエネルギーに変える過程の総称である。この化学的な過程はすべての生命体がもつ不変的な機能であるが、老化した体にとっては大きな負担になる。またこの過程は食事だけでなく薬剤についてもあてはまり、薬剤によっては代謝による毒性が生じることがある。とくに高齢者は、この代謝による毒性の影響を受けやすい。

水分脂肪比

人は、年齢とともに「脂肪分」が多くなっていく。つまり高齢者の体では、若い人とくらべて、水分量が減少して相対的な脂肪量が増加する。したがって、薬物の体重あたりの濃度や体内の水分量あたりの濃度は、同じ量の薬剤を摂取した若い人にくらべて高くなることが多い。一方で、高齢者が脂肪組織に移行する薬剤を摂取した場合には、相対的に体脂肪が多いために薬剤は長期にわたって体内にとどまることになる。

肝機能

加齢とともに肝臓の構造と機能にはいくつかの変化がみられるものの、高齢者の肝臓はおおむねその役割をよく果たしているといえる。高齢者の肝臓にみられる変化としては、大きさが小さくなることや、流れる血液や胆汁の量が減ることなどが挙げられる。実際には高齢者の肝臓の処理能力を調べて薬剤の投与量を調整することは簡単ではないが、これにはいくつかの理由がある。たとえば肝臓で処理されて体外に排出される薬剤の量は、年齢や合併症だけでなく薬剤の種類によって違ってくる。一方で報告によれば、九〇歳の高齢者と若い人のあいだで、いくつかの肝機能試験の結果にはほとんど違いがない(61)。

これまで薬物と肝機能に関するさまざまな研究が行われてきたが、今なおもっとも重要なことは、薬剤の使用にあたっては基本的な注意を守ること、すなわち薬剤を少ない量から開始してゆっくりと調整することである。最近ではさまざまな新薬が使わているので、この注意の重要性は以前にも増してきているといえる。とくに腎臓と肝臓に影響する薬剤を使う場合には注意すべきである。具体的には、高齢者が薬剤を使用する場合には、中年の人が使用する平均的な薬剤量より三〇～四〇パーセントほど少ない量から始めることが望ましいという(78)。

腎臓の機能

腎臓は、血液の化学的なバランスを維持するためのさまざまな機能をもつ臓器である。血液は腎臓でフィルターにかけられるのだが、実際のフィルターの機能は腎臓の中のネフロンとよばれる構造が持っている。しかしながら、年をとると腎臓が小さくなり血液中の不要な物質を効率的に排泄することができなくなる。また四〇歳を超えると、腎臓に流れる血液は一〇年ごとに約一〇パーセントずつ減少する(51)。

高齢者には腎臓病を持つ人が多いが、もっとも多い原因は長期にわたる高血圧だ。米国国立健康統計センターによれば、アメリカの成人のうち五〇〇〇万人が高血圧で、その半数以上は六〇歳以上の高齢者である。[54]

アルコール

驚くかもしれないが、地域で一人暮らしをしている高齢者の一五パーセントまでもが飲酒の問題を抱えているという。[60]そしてその割合は、医療機関（診療所や病院）や介護施設で調査すると、さらに高くなる。[14・27]

アルコールは、記憶障害や混乱や見当識障害、さらには栄養失調を引き起こす。また、少量のアルコールを摂取しただけでも判断力や協調運動に支障をきたして反応時間は遅くなるので、高齢者が飲酒をすると、自宅での転倒による股関節骨折といった事故の危険性が高くなる。

地域での調査によれば、とくに高齢者は危険で有害な方法でアルコールを摂取していることが多い。[1]そして、このような高齢者の多くはこの危険な行動を、家族や友人や主治医には隠している。さらに高齢のアメリカ人の一九パーセントは、アルコールの問題と薬剤の不適切な使用という二つの問題を同時に抱えているという。

アルコールによる影響は、年齢によって異なる。とくに高齢者に特有の聴覚・視覚の問題や反応時間の遅れと、アルコールに対する耐性の低下は、いずれも転倒やその他の外傷の危険性を高めるので注意が必要だ。

アルコールと市販薬や処方薬を同時に摂取することは非常に危険で、ときには致命的となることがあ

表7-8　アルコールに関する事実

・アメリカでは60歳以上の高齢者のうち300万人もが，飲酒に関連する問題を抱えている．
・アルコール依存症の有病率がもっとも高いのは，妻と死別または離婚した75歳以上の男性である．
・1991年には，高齢者の入院のうち70%が飲酒に関連した入院だった．
・医師は，高齢患者のアルコール依存症の半数近くを見逃し，飲酒についてカルテには記載していないことが多い．

る。またアルコールは、高血圧やうつ病や胃潰瘍などの高齢者によくみられる多くの病気を悪化させる。アルコールに対する反応が若い人と高齢者では違うことがあるが、これは加齢に関連した身体的な変化によるところが大きい。とくに高齢者の場合には、少量の飲酒をしただけで気が大きくなることがあるので、とくにアルコールを禁止しなければいけない理由がないとしても、飲酒は一日一杯程度に制限すべきである。

アルコールは薬物であるということを、肝に銘じておくべきだ。またアルコールは中枢神経の抑制作用をもち脳の活動を低下させるので、アルコールと薬剤を一緒に摂取すると危険である。またアルコールと有害な相互作用を有する薬剤は一五〇種類以上もあることが知られていて、アルコールとこれらの薬剤を一緒に摂取した場合には病気や外傷を生じる危険性、さらには死亡する危険性が非常に高くなる。

アルコールによる影響は、中枢神経系の働きを抑制する薬剤、すなわち睡眠薬、抗ヒスタミン薬、抗うつ薬、抗不安薬、いくつかの鎮痛薬などによって増強される。また、いくつかの病気の治療薬、すなわち糖尿病、高血圧、心臓病などの治療薬は、アルコールとの相互作用による危険が大きい。したがって、市販薬や処方薬を内服している人は、医師や薬剤師に、飲酒してもいいかどうかを確認すべきである。（表7-8）

転倒防止戦略

過去に転倒したことがある人の多くは、たとえそのときに外傷を負わなかったしても、転倒に対する非常に大きな恐怖感をいだいていることが多い。そしてこのような人は自信を失い、間の悪いときに行動をためらってしまい、バランス感覚を失うことによって、ふたたび転倒してしまうのである。このような恐怖感が強くなると、その他にも多くの悪影響がみられる。具体的には、活動性が低下することによって運動能力が低下して、孤立した状態になって、体を動かすことが少なくなり、その結果、転倒の危険性がさらに一層高くなってしまう(73)。

このような事実は先行きを不安にさせるものだが、将来の暗い見通しを覆すためには、本書で取り上げてきた多くの実践的な戦略を実行に移すことだ。転倒予防はその第一歩となる。足を滑らせたり、つまずいたり、転倒する危険性の高い人がいる場合には、専門家に家をみてもらって評価を受けるといい(21)。そうすれば専門家は、患者や介護者に、その時点で日常生活での危険を小さくさせるためのさまざまな対処法を教えてくれるだろう。

罹患率と死亡率

転倒によって入院した高齢者の入院期間は、その他の理由で入院した高齢者の約二倍である(22)。そして認知症がある場合には、合併症を生じる可能性が高くなる。長期の入院によってみられることの多い合併症としては、失禁、尿路感染、肺炎、褥瘡、栄養失調などが挙げられる。

転倒による死亡率は男女を問わず年齢とともに大きく上昇し、統計によれば、七〇歳以上の高齢者の事故死のうち七〇パーセントは転倒によるものである。一方で股関節骨折の九〇パーセントは転倒によるものだが、その多くは七〇歳以上の高齢者に起きていて、股関節骨折を起こした人のうち四分の一近くは一年以内に死亡している。[42] また、年をとることと視力障害や聴力障害があることと薬剤を内服していることはいずれも高齢者の転倒の危険性を高め、認知症がある場合にはその危険性はさらに高くなる。

認知症の人たちは、身体的な状態が末期に近づいてきたときに、最適な治療を受けられていないことが多い。たとえば痛みの管理が適切でないことや、痛みをともないながら効果の乏しい治療を受けていることがある。[24] このような痛ましい状況を回避するためには、家族が事前に計画を立てておくことが重要だ。〔訳注　本章に記載の法律は、すべてアメリカのものである。わが国では、「事前指示」などによる意思表示が法的な効力を持つとは規定されていない。一方で、本人による意思表示が尊重されるべきことは、複数のガイドラインによって示されている。わが国での終末期における意思表示については「終末期医療の決定プロセスにおけるガイドライン」（厚生労働省、二〇〇七年三月）等を参考にしていただきたい。〕

理想的には、高齢者は緊急の事態が訪れたときのための計画を事前に立てて、意思決定をしておくべきだ。具体的には、将来の生活を考えた上で、延命処置に対する意思表明を文書で行い、処置が文書にしたがって確実に行われるようにしておく。そして実際に緊急の事態になったときには、法的な責任を持つ弁護士を利用するのである。

アルツハイマー病やその他の認知症になった場合に、多くの家族は、準備も整わないまま突然さまざまな役割を担うことになる。たとえば家族は、患者を自宅で介護するために保健師を探さなくてはいけないかもしれないし、介護施設への入所計画を立てなければいけないかもしれない。また終末期の意思決定を行わなければならないこともあるが、このようなことはいずれも精神的・肉体的なストレスが大きいものだ。

そして、家族にとってもっともつらいのことの一つは、深刻な病気にかかっている最愛の人の意思がわからないのに、本人に代わって医学的な決定や法的・経済的な決定をしなければならないことだ。ストレスが強いこのような状況を避けるためには、終末期の希望について高齢者と家族や医師とのあいだであらかじめ話し合っておくことが必要だ。また同時に、医学上の意思決定を行う代理人を決めておかなければならない。

患者の自己決定法

よく知られているように、薬剤の開発と医療技術の進歩にともなって延命の可能性は飛躍的に高くなった。しかしながらこのことには、良い面も悪い面もあるといえるだろう。なぜなら、このような医学的な介入が、結果として終末期の苦痛を引き延ばしてしまう可能性もあるからだ。

個人が特定の治療を受けるかどうかを決める権利を守るための「患者の自己決定法」が、一九九一年に議会で成立して施行された。そしてその結果、患者が意思決定をする能力があるあいだに、自分の受けたい延命治療を決めることができるようになった。この法律は、「心肺蘇生の中止」などの患者の事前指示について、病院や介護施設やその他の医療機関が文書を作成して、患者にわかりやすく説明することを定めている。さらには終末期に関する患者の情報についての文書を作成して、カルテの中で患者の指示を確認できるようにすることも定めている。

重要なことは、この法律がすべての医療機関に対して（個々の医師に対してではなく）、次のことを求めている点だ。

・入院したときに、医療行為の決定に関する個人の権利についての文書と、事前指示に関するその施設の方針についての文書を提供すること。
・患者が事前指示の文書を持っているかどうかを確認して、その結果をカルテに記載しておくこと。施設に事前指示のコピーを提出することは、患者の責任である。
・事前指示について、職員を教育すること。

事前の治療計画

患者には、自分自身の意思を伝えることができなくなった場合に、どのような治療を受けてどのような治療を受けないかを事前に決める権利がある。そしてこの権利を行使するためには、「事前の治療計画」という終末期に関する計画を立てて、事前指示書とよばれる文書のなかに記載しておく。事前指示書にはそのほかに、終末期医療の希望やリビングウィル、さらには医療委任状とよばれる医療に関する永続的委任状が含まれる(21)。

終末期に受けたい治療を決めるためには、いくつもの点を考慮しなければならないだろう。具体的には、年齢、病気の特徴、生命維持のための医療水準、そして最愛の人を失うことになる家族の感情などだ。そして自分の意思を伝えられなくなったときに受けたい治療を決めた場合には、法律によって定められた唯一の文書である事前指示書を使ってその指示をする[3]。

生命にかかわる重大な決定をしなければならない場面に遭遇した患者とその家族は、さまざまな葛藤に直面することになる。まず最初に、治療を続けるかどうかを決めなければならない。そして治療を続けることを選択した場合には、次の決定が求められることになる。たとえば、どのくらい積極的な治療をどのくらい続けるのか？　その場合には、その治療の効果と危険、副作用、ほかに考えられる治療法についても検討しなければならないだろう。「事前の治療計画」を立てておくことによって、戸惑うことが多く緊張の強い状態が続いている家族に、重大な決定をさせずにすむのである。

事前指示書の内容には、それぞれの人の宗教上の信仰や文化的な信条などが大きく影響するだろう。死ぬときの話を家族から持ち出すのは難しいかもしれないが、患者本人の尊厳を守って本人の希望を理解するためには、事前に話し合うことが唯一の方法なのである。

リビングウィル

リビングウィルは、終末期の医療行為についての希望を表明するための法的な文書で[1]、患者が終末期になって意思を伝えたり決定をすることができなくなった場合に使用される。内容はできるだけ具体的であるべきで、たとえば昏睡状態のように自分で決定を行うことができなくなった場合の医療行為ついてくわしく書かれていることが望ましい。

終末期の医療行為の選択に関する裁判の中で、ナンシー・クルーザンとテリー・シャイボの事例は、とくに大きな注目を集めた。また、事前指示を促進させることになった包括的な法律として、一九九三年に制定された「ヘルスケア意思決定統一法（UHCDA）」がある。この法律は、事前の計画を立てていない人の意思決定の問題についても取り上げていて参考になる。(8) UHCDAの全文はオンラインで閲覧することができる（http://www.nccusl.org）。

医療を受けるか受けないかを決めるのは患者の権利である、ということがすべての人に理解されているわけではない。また、延命のための医療行為について書かれたリビングウィルは、患者の権利であることをあらためて強調しておきたい。このリビングウィルは、自分の権利であるとともに、患者と友人と主治医の負担を軽減することになるのである。

リビングウィルを作成するときに取り上げるべき延命治療には、次のようなものがある。

・生命維持装置の使用（人工透析や人工呼吸器の使用）
・蘇生処置の拒否、すなわち、呼吸や心拍が停止した場合の心肺蘇生の拒否
・人工的な補水と栄養補給（経管栄養）
・食事と水分の中止
・緩和ケア
・臓器と組織の提供

重要なことだが、「積極的な治療」を受けないということは、すべての治療を受けないということではない。たとえば治癒を目的とした治療ではなく、苦痛を和らげるための治療、すなわち鎮痛薬、抗生物質、栄養補給、放射線治療などによる治療を受けることは可能だ。このような治療は緩和ケアとよば

れるが、その目的の中心は、痛みを緩和して患者が少しでも楽に生活できるようにすることである。患者が途中で考えを変えて、より積極的な治療を再開するよう医師に申し出ることもできる。しかしながら、受けようとする治療を変更すると保険上の問題が生じる可能性があるので、医療保険を確認する必要があるだろう。またこのような変更については、すべてリビングウィルに反映させておくことが必要だ。

事前指示の一つに医療に関する永続的委任状があるが、これは自分で医療に関する意思決定をすることができなくなった場合の決定を、あらかじめ代理業者や代理人に委任しておくものだ。もちろん患者はその人に、代理人となってもらえるかどうかを確認しておかなければならない。代理人に対する指示のなかに、どのような治療を受けたくないかを記載しておくこともできる。

一方で、患者の判断能力が失われた場合に財産を管理する権限を与えるための法的な文書として、財産に関する永続的委任状がある。通常は、代理業者や弁護士が代理人となる。[20] この文書は医療に関する永続的委任状とは別のものだが、同じ人に医療に関する代理人と財産に関する代理人を依頼することもできる。

重要なことだが、事前指示は高齢者だけでなく、法定年齢に達しているすべての人のためのものだ。また、死についての計画を立てておくことは、家族や友人に対する気遣いと愛情表現であるともいえる。早めに計画を立てて自分の希望を明確に伝えておくことによって、遺された人たちに困難でつらい決断をさせずにすむのである。そして、そのような状況下で生じることの多い家族間の対立を回避させて、家族に芽生える罪の意識を軽減させることにもなるのである。

また、自分が受けたい治療を決めるためには、医療費や介護やさまざまな医療資源について勉強しなければならない。したがって、死についての全般的な準備をすることは、患者と家族が精神的に成長する貴重な経験にもなるだろう。

事前指示が普及してきたことには理由がある。それは、本来は人生を良いものにするために発展してきた医療行為や薬物治療が、目的がはっきりしないまま行われたり、なかには利益目的で行われている場合があることがわかってきたためだ。

事前指示の目的は、終末期に対する不安感と恐怖心を和らげることだ。かつては終末期の治療と介護は高額であるのに非効率的で、患者と家族にとっての負担が大きく、また痛ましい事件がいくつも起きていた。裁判の長期化で注目を集めた事例、とくに一九七六年のカレン・アン・クライラン(13)や一九九〇年のナンシー・クルーザン(18)の事例、さらには最近の二〇〇五年のテリー・シャイボ(32)の事例は、事前指示がない場合に起こりうる問題の例である。このような裁判によって、判断能力を失った場合の治療の選択について指示を残すことの重要性が注目されることになった。治療上の決定を行うことができなくなってから信頼できる代理人をみつけるのは簡単なことではないのだ。事前指示はクライランの事件によって発展したといっても過言ではないだろう。そしてリビングウィルに対する関心は、最近のシャイボの事例によって高められたともいえるだろう。

患者と家族と主治医が治療の選択肢について、すなわち治療の期間や痛みの大きさ、治療が成功する可能性、その後の全体的な経過、さらには治療中と治療後の生活の質などについてよく話し合っておくことが理想的だ。そしてこのような話し合いを継続的に、患者の状況の変化に合わせて行うことが望ましい。しかしながら実際には、このような話し合いが、家族とのあいだでも主治医とのあいだでも行われていないことが少なくない。そして場合によっては最悪の事態として、認知症になった人の希望を家

表 8-1　事前指示の方法

1. 医療機関と代理人を決める.
2. 自分の希望について，医療機関，代理人，家族，主治医，場合によっては信奉している指導者や弁護士を含めて話し合う.
3. 自分の希望についての文書を完成させる（リビングウィル）.
4. 医療に関する委任状とリビングウィルのコピーを，2. の人たちに預ける.
5. 決してそのコピーを自分自身の金庫だけで保存してはいけない.

族が後から推測することになってしまうのである。

終末期の希望は人それぞれ異なり、他人が推測することができないような個人的な信条に大きく影響されるものである(7)。さまざまな研究によれば、事前に自分の介護の計画を立てておく人は少ないものの、終末期の選択について話し合いたいと考える人が少ないわけではないという。ただ、多くの場合は、主治医から話があるまで何もしないのである。終末期の希望を決めるための一つの方法は、終末期の仮想的な状況について話し合いながら治療についての自分の考えを決めていくことだ。そうすれば、意思決定ができなくなった場合についての自分の希望もまとまっていくだろう。（表8－1）

終末期の決定

家族が最愛の人の終末期に、本人が望むであろう治療を決めるのは非常に難しい。終末期にはさまざまな選択をしなければならないが、この選択は患者の年齢、病気の特徴、延命治療が可能かどうか、さらには最愛の人の終末期を迎えた家族の抱く感情などによって大きく左右されるのである。なおこの終末期の問題は、以前から大きな社会的な関心を集めていたが、最近では公的な保険当局も注目するようになってきている。

終末期にみられる苦痛は、それが身体的な苦痛であっても精神的な苦痛であっても、ある程度はコントロールできる。しかしながら、このような効果的な治療や介入をすべての人が利用しているわけではない。たとえばこれまでの研究によれば、前立腺がんなどのがん患者では、ホスピスの利用について患者による大きな違いがあるという。このような違いが、終末期のケアについての知識の有無によるのか、それとも終末期についての考え方の違いによるのかははっきりしていない[6]。

終末期の問題について話し合うことには、抵抗感を覚える人が多いだろう。しかしながら、内容が話しにくいことだったとしても、話し合うことこそが、今後の予想もできない多くの状況の中でその人の主体性を守るための最善の方法なのである。話し合いを有意義なものにして、終末期のケアの具体的な計画を立てるためには、さまざまな社会資源を利用するといい。

終末期の多くの患者には何らかの苦痛がみられ、また家族には健康面や経済面の大きな負担がかかる。データによれば、がんやその他の慢性疾患で死を目前にした人の五〇パーセントまでもが、最後の数日間は何らかの症状に苦しんでいるという。また一方で最近の研究によれば、患者の死は、介護者のうつ状態と死亡率の増加にも関連している[6]。

入院患者の約四分の一は、死亡前に集中治療室で治療を受けている。そしてその他のどの国の人よりも、アメリカ人は病院で死を迎えることが多い[14]。この終末期の問題はかねてより改善の余地の大きい重要な課題であると考えられてきたが、これまでの有力な研究によれば、終末期の決定をスムーズに進めるためには事前に計画を立てておくことこそが重要なのである[10]。

公衆衛生の向上と治療技術の進歩によって、二〇世紀のうちに人の寿命は約三〇年も延びた。そして寿命が延びるとともに、終末期を含めた人生の質に対する期待は大きくなってきた。なお現在、寿命が六五歳以上であるアメリカ人は七八パーセントに達しているが、そのうち四分の三以上は最後の数年間にがんや脳卒中、心臓病、閉塞性肺疾患、認知症などになることが見込まれているのである[16]。

慢性疾患、すなわち病状が三カ月以上持続するような病気は、アメリカにおける障害と死亡の最大の原因であり、社会の高齢化にともなって慢性疾患の頻度は今後さらに増加することが予想される。しかしながら、慢性疾患が高齢者に生じると考えるのは誤りで、実際には慢性疾患を抱える人の三分の二は六五歳以下である。現時点ではアメリカで慢性疾患を抱える人は一億二〇〇〇万人で、二〇二〇年までに一億五七〇〇万人、すなわち約半数ものアメリカ人が慢性疾患を抱えることになると見込まれている[2]。

そして、多くの人はその慢性疾患が原因で死亡することになる。公衆衛生の分野の専門家たちは、慢性疾患の問題こそがアメリカ人の生涯にわたる生活の質を左右する重要な問題だと考えている。

救命救急士と蘇生不要の指示と緩和ケア

救命救急士は、通常は、患者に対して可能な限りの救急処置を行って適切な医療機関に移送することが求められる。しかしながら、この職務には例外がある。

治療上の選択肢が限られ、生活の質の悪化が避けられない場合には、蘇生措置をしないでほしいと考える人が増えている。一方で、痛みのコントロールを目的とする治療が緩和医療であるが、蘇生措置を希望せずに緩和医療だけを希望する人もいる。このような希望については、「緩和ケア／蘇生不要の指示」としてあらかじめ主治医に依頼しておくことができる。そして多くの州では、救命救急士と初期対応者が病院外でこの蘇生不要の指示を尊重することを認めている。自分の医療機関で、「緩和ケア／蘇生不要の指示」の書類と、場合によっては「蘇生不要」と刻まれたブレスレットについても尋ねてみるといいだろう。

緩和ケア／ホスピスケア

この何十年かのあいだに、多くの、死の苦痛を和らげるための方法が使われるようになってきた。そして医療の範囲は、緩和ケアやホスピスケアまで広がった。緩和ケアの目的は、症状と痛みの緩和、さらにはその他の対応を含めた全人的なアプローチによって、患者の生活の質を最適なものにすることだ。緩和ケアで重要な点は、患者の社会的・精神的な支援を行うことやその人の治療に関する希望に配慮すること、教養や宗教観や価値観を尊重することなどである。

緩和ケアの重要性はとくに終末期に大きくなるが、苦痛の軽減と生活の質の改善は、病気のすべての経過を通して重要なことである。そして、延命措置とともにこの緩和ケアのいくつかの要素は、病気の初期からあてはめることができる。つまり、患者の尊厳が守られながら治療が行われることは治療のすべての時期において重要なことで、これこそが専門知識をもつ医療スタッフやボランティアなどで作られる医療チームの使命なのである。

ホスピスケアとは、入院施設に加えて介護施設や自宅で死を迎える患者に対して行われる治療のことで、症状や痛みの管理とともに精神面のサポートが行われる。ホスピスケアは一般的には、毎日、二四時間利用することができる。そして、終末期を迎えた患者の治療のほかに、死別というつらい状況に直面している家族に対する心理社会的なサポートも行われる。

一九八二年にメディケアは、病院や介護施設、さらには在宅介護サービスを使ったホスピスサービスへの支払いを開始した。メディケアホスピスサービスを受けるためには、患者が終末期で余命が六カ月以内であるとの診断を受け、積極的な治療を希望しないことが必要である。患者の余命が六カ月以上である場合には、条件を満たした時点で受給資格を得ることになる[6]。

ホスピスの利用者にもっとも多い診断は、現在もなおがんである。一方で、その他の心臓病、認知症、脳血管障害、慢性閉塞性肺疾患などの病気の終末期でも、ホスピスを利用することができる。ホスピスサービスでは、総合的な介護サービス、治療薬の処方、さらには患者と家族のカウンセリングなどが行われるが、実際にはアルツハイマー病の患者にはあまり利用されていない[12]。

文書による指示どおりに行われるのか？

事前指示の目的は、患者が自分の指示どおりの治療を受けることだが、実際に治療が指示どおりに行われるという保証はない。さらに報告によれば、家族や主治医、さらには法律チームが善意で行った対応が、指示通りであったかどうかを確認することは難しいという[28]。すなわちこのようにして、患者は事前に希望していた内容とは異なる治療を受ける可能性がある[11]。

患者の作った事前指示の存在に気づかれないことも少なくないが、その理由はさまざまだ。入院したときに本人が文書について覚えていないことや、文書が不適切な場所に保存されていたり、どこにあるのかわからないことがある。たった一つの文書が金庫に保管されてしまっている場合もある[5,19]。また救命救急の現場では、蘇生不要の指示をしていることがわからないことがある。

さらに、事前指示に対する医療関係者の対応に問題があることもある。たとえば医師は、とくに病気の初期の時点では、患者と事前指示について話し合いたがらないという。[26] 医師が事前指示の話し合いを進めていくには時間が足りないとの指摘もある。[33]

事前指示についてはさまざまな考え方があるが、このあいまいさはおもに「指示」という言葉のあいまいさによるものかもしれない。また一方で、事前指示には、生活の質に関する医療関係者自身の考え方が反映されてしまうこともあるという。[29]

事前指示を作り上げるために必ずしも法律家を必要とするわけではないが、事前指示に関する法律が各州にあることについては知っておくといいだろう。注意すべきことは、法律が州によって異なるので、どこで生活して治療を受けるのかをよく考えなければいけないという点だ。

このように事前指示には問題がないわけではないが、だからといって事前指示や事前の介護プランが役に立たない、または必要がないと言っているのではない。問題はあるものの、事前指示は今なお患者の将来の治療計画を立てるための最適な方法だといえるだろう。

家族は、最愛の人の介護の状況にいつも気を配っていなければならない。自分自身で確認したり、医療機関や介護施設に問い合わせたり、担当者と話し合うことによって、状況を把握することができるだろう。常に情報を得ておくことが、その後の決定を行う上で非常に重要なのである。なお法律上の文書が、治療上の選択が必要になったときに自分自身で下した判断に、とって代わることはない。

終末期におけるその他の問題

公衆衛生の向上と医薬品の大きな進歩によっておもな死亡原因は感染症から慢性疾患へと変化してき

た。もはやアメリカ人はがんで死亡することはあってもインフルエンザの流行で死亡することは少ない。すなわち、今、生きている人たちの多くは、年をとってから慢性疾患のために死亡する可能性が高いといえる。そしてそのために、生活の質といかに死ぬかが、社会全体の大きな問題になってきたのである。

あまり注目されていない重要な終末期の問題として、介護者の健康問題が挙げられる。多くの場合、認知障害を持つ高齢者を介護しているのは配偶者や成人した自分の子であるが、このような介護者は、うつ病やその他の重篤な病気になる可能性、さらには死亡率までもが高い。[25] このような実情をすべてふまえて、米国疾病対策予防センターの報告書である「アメリカにおける加齢と健康に関する報告書二〇〇七」は、終末期の問題による公衆衛生上の影響、すなわち米国人の健康と経済への影響について警鐘をならした。[6] とくにベビーブーム世代の人たちは、今後、終末期の問題に直面することが避けられないので、自分の老後について真剣に考えなければならない。一方で、アメリカ人の死亡原因の三分の一以上は予防可能な病気である。二〇〇〇年の時点では、喫煙と不適切な食事と運動不足の三つの生活習慣がアメリカ人の死亡原因となる代表的な慢性疾患、すなわち心臓病とがんと脳卒中と糖尿病を引き起こし、これらの病気がアメリカ人の死亡原因の三五パーセントを占めているのである。

死と決定

最愛の人が亡くなると、悲嘆に暮れている家族は、大きな負担がかかる多くの選択と決定を迫られることになる。遺された人たちがただちに決めなければいけないのは、次のようなことである。

・埋葬するのか、火葬するのか？
・宗教上の葬儀はあるのか？
・亡くなった人は移植のドナーとなるのか？
・どの葬儀屋を使うのか？
・遺された人が支払わなければならないものはあるのか？

また大げさにいえば、ほとんどすべての人にとって、費用がいくらかかるのか、どうやって支払えばいいのかが気にかかるところだろう。

実際に、家族や友人を亡くしたアメリカの国民は、葬儀のために毎年何十億ドル（何千億円）もかけている。事前の準備が増えてきていることの理由の一つは、多くの人が、葬儀について注意深く調べて多くの情報を得たうえで、価格やサービスを比較しながら決めたいと考えるようになってきたことである。さらに賢明な消費者は、計画を見直しながら定期的に修正をしているのである。(9)

衰弱した高齢者に対する実務的な支援

衰弱した高齢者の家族や友人は、その人の法的な責任と経済的な責任を負わなければならない場合がある。しかしながらこの人たちは、その高齢者の重要な情報や記録をすべて知っているわけではないので、その責任を果たすために多くの時間を費やすことになる。しかし事前の準備をしておけば、重要な書類や記録がみつけられないことによってもたらされる、この人たちの心配やストレスを回避することができるのである。

遺言の重要性

遺言は、死亡後の貯金と不動産の配分を指示する重要な文書である。遺言には、遺言者（遺言を作成した人）の指示を実行するための執行人の名前が記載される。執行人は通常、家族や友人、またはこのような問題を取り扱う専門の代理人が務める。

遺言を作成する場合には、法律の専門家のアドバイスを受けて、指示した遺言が法的な拘束力を持つようにしておくべきだ。こうすることによって、その人の家族や友人の苦労、とくに資産の配分に関する争いを回避することができるのである。

監訳者あとがき

最新の高齢社会白書によれば、二〇〇八年十月のわが国の高齢化率、すなわち六五歳以上の高齢者が総人口に占める割合は二二・一パーセントであった。わが国では二〇〇四年をピークに総人口が減少しつつあるなかで高齢者がさらに増加することから、高齢化率は今後も上昇を続け、二〇三五年には三三・七パーセントとなる。その中でもとくに七五歳以上（後期高齢者）の増加が大きく、同じ年の七五歳以上人口は二〇・二パーセントとなる。また別の指標として、生産年齢人口（一五〜六四歳）の扶養負担の程度をあらわす老年人口指数（六五歳以上の老年人口×一〇〇を生産年齢人口で割った値）があるが、現在二六パーセント（働き手三・九人で老人一人を扶養）である老年人口指数は二〇三〇年代には五〇パーセント台に（二人で一人を扶養）に上昇する。すなわちわが国は、約二五年後には、全人口の三人に一人が六五歳以上で五分の一が七五歳以上となる中で、高齢者一人を、高齢者と子供を除いた国民二人で扶養することになるのである。このように世界的にも未踏の少子高齢化社会を迎えるにあたって、私たちはさまざまな課題に直面することになるが、その一つは高齢者の増加にともなって今後さらに増加が予想される認知症への対応である。

認知症の人たちに対する社会環境の整備を進めることや、認知症に関する研究を推進して治療法を開発することはもちろん重要であるが、こういったことに携わらない多くの人たちにとって重要なことは、認知症の予防に取り組むことである。一般に予防というと病気を未然に防ぐことを思い浮かべるが、予防医学では予防を三つの段階に分けて考える。まず、一次予防は、まだかかっていない病気に将来かからないようにすることであり、これは多くの人が思い浮かべる「予防」そのものである。二次予防は、病気を早期に発見するとともに早期に治療を開始することである。そして三次予防は、リハビリテーションなどによって障害による機能の損失と生活の質の低下を防止して、社会復帰を目指すものだが、広義の三次予防には病気の悪化と合併症を防ぐための治療やケアも含まれる。

そしてこの予防医学の各段階を認知症にあてはめてみると、現在のところ病気そのものを治癒させることができない認知症についても取り組むべき予防法がみえてくる。すなわち認知症の一次予防は、認知症を発症する危険因子のうち避けられるものを避けることで、具体的には知的な活動や運動を続けて心身の機能を維持することや、生活習慣病を適切に治療することなどが挙げられる。認知症の二次予防は、認知症を早期に発見して、医学的な介入や心理社会的な介入を始めることである。具体的には、必要に応じてコリンエステラーゼ阻害薬を中心とした進行予防の治療を行うとともに、生活機能の損失を防止するためのリハビリテーションを開始し、支援（介護）体制を確立することなどである。そして認知症の三次予防は、認知症による機能の損失と生活の質の低下を防止し、合併症を防ぐことが中心で、具体的には、精神症状や行動障害に対する適切な治療を行うとともに、リハビリテーションを継続し、さらに事故を起こさないための環境調整を行うことなどが挙げられる。二次予防と三次予防の段階では、継続的な介護を可能にするための介護者への支援も重要である。

このような一連の認知症の予防は、本人の生活の質を高めるとともに介護者の生活の質を高め、さらに結果として認知症にともなう社会的コストを低下させることになる。したがって、今後このような認知症予防の重要性は、認知症になった本人と介護者はもとより社会的にも高まっていくが、このような取り組みを適当な時期に適切な方法で行うためには、認知症の症状や経過とともに認知症の人にみられる危険、必要とされる社会資源などについてよく理解しておく必要がある。本書で予防という言葉が直接的に使われているわけではないものの、著者がもっとも伝えたいことは、認知症に対してこのような予防的な取り組みを行うことの重要性とその具体的な方法であろう。

そのなかでも、とくに次のような点が本書の特徴である。まず、正常の脳の老化と軽度認知障害と認知症の違いについて詳しく論じていることである。軽度認知障害については、専門家のあいだでもその定義や診断の妥当性について議論が続けられており、一般向けの書籍で取り上げることは難しいが、本書では幅広い分野の最新の知見をバランスよく紹介しながらわかりやすく解説している。また、認知症と鑑別すべき状態について詳しく説明している点も特徴的である。高齢者に認知障害がみられている場合、十分な評価が行われないままに認知症が疑われることは少なくないが、本書はそうした状況に警鐘を鳴らしながら認知症と鑑別すべきさまざまな状態について説明している。なかでも多剤併用はわが国でもしばしばみられ、本書で述べられているように、実際に多剤併用が認知障害を引き起こしていると考えられるケースもまれではない。そのほかに、認知症の人に転倒がよくみられ、転倒によって心身の機能が大きく悪化しうることは、認知症に関わる多くの人たちが感じていることだが、認知症に関する書籍でこれだけ多くのページを割いて転倒について解説しているものは少ないだろう。さらに本書では、介護者の問題や、認知症の人と介護者の責任や権利についても大変詳しく述べられている。このような点が本書の特徴であるが、これらはおそらく著者が看護師として多くの認知症患者と接する中で問題意識を持ち続けてきた点なのだろう。このような視点で描かれた本書は、認知症の介護や看護を行っている方々にとってはとくに示唆に富むものと思う。

＊

最後になりますが、本書の翻訳にあたってはみすず書房編集部の田所俊介さんに大変お世話になりました。氏の、温かくそして適切な支援がなければ、スムーズにこの訳書を世に送り出すことはできませんでした。また今回の翻訳のお話は、尊敬する先輩精神科医である松本俊彦先生が、訳者を探していた田所さんに私を紹介してくださったことに始まります。松本先生にも改めて感謝いたします。私のこの翻訳作業の背景には、これまで多くの患者さんとそのご家族、関係の方々に支えられながら積み重ねてきた医師としての経験があります。これらの方々にもこの場をお借りして感謝いたします。私にとっては初めての翻訳業で慣れない苦労も多いものでしたが、振り返ってみると、仲のいい同僚とともに仕事の合間をみつけながら行った作業は楽しく充実したものでもありました。

本書が認知症に関わる方、また関心のある方のお役に立てれば幸いです。

二〇一〇年六月二十一日

都甲　崇

索　引

アルファベット

CT　71
H_2ブロッカー　29, 95
MAOI　94, 109
MMSE　71
MRI　71
SNRI　94
SPECT　70
SSRI　94, 109

あ

アルコール乱用（アルコール依存症）　18, 23-26, 50, 103, 106, 210
アルツハイマー病　4, 6-8, 12-14, 16, 26, 35, 36, 39, 40, 42-45, 47-50, 56-59, 61-87 (第3章), 89, 90, 115, 122, 127, 130, 157, 160-162, 165, 166, 168-170, 173-175, 178, 181, 183, 184, 201, 224
　——の危険因子　72, 76, 80
　——の診断　68-70, 73
　——の付帯的障害　66
　——の薬物療法　73
　——の予防　74
　若年性——　61
安定剤　20
萎縮性胃炎　31
一過性脳虚血発作　7, 9, 72
うっ血性心不全　30
うつ病　5, 8, 10, 12, 14, 18, 20, 24, 27, 30, 34, 44, 47, 49-51, 55, 56, 58, 69, 80, 89-119 (第4章), 156, 169, 191, 210
　——の危険因子　114
　——の徴候　98, 99
　——の薬物療法　107, 108
　——の予防　118
エリアデトーマス（紅斑性狼瘡）　11
遠距離介護　140, 147-149
黄斑変性症　115, 204

か

海馬　10, 43, 79, 173
カダシル（CADASIL）　10, 11
がん　47, 90, 96, 97, 160, 163, 221, 222, 224, 226
関節炎　52
感染症　5, 19, 27, 33, 62, 200, 205
　尿路——　33, 34, 116
緩和ケア　217, 222, 223
喫煙　8, 45, 160, 226
強心薬　21
起立性低血圧　21
クロイツフェルト・ヤコブ病（伝染性海綿状脳症）　16, 17
軽度認知障害　39-60 (第2章), 161, 167, 184
　——の診断基準　40
　健忘型——　44
血管炎　11
血管性認知症　4, 7, 8-11, 34, 35, 44, 78, 125, 126, 164, 182, 184, 201
幻覚　12, 27, 116
幻視　11, 12
原発性進行性失語症　14, 15
降圧薬　21, 95, 104
抗うつ薬　21, 29, 104, 107-110, 127, 210

高血圧　8, 10, 25, 26, 34-37, 47, 52, 78, 97, 160, 164, 165, 167, 204, 210
　二次性――　35
　本態性――　35
高コレステロール血症　8
甲状腺機能亢進症　30
甲状腺機能低下症　30
抗精神病薬　13, 29, 127
抗不整脈薬　21
硬膜下血腫　72
高齢者の自殺　92, 100
股関節骨折　20, 25, 188-190, 194, 196, 197, 209, 212
骨粗鬆症　47, 48, 191, 196, 197
コリンエステラーゼ阻害薬　13, 74, 75

さ

在宅高齢者　133
三環系抗うつ薬　94, 109
サンドイッチ世代　138
ジアゼパム　22
ジゴキシン　22, 29
失禁　8, 10, 20, 104, 204, 205
失語　14
終末期の治療　215, 216, 220, 223
神経因性膀胱　33
心血管障害　90, 160, 164, 166, 168
心臓病　8, 10, 36, 76, 91, 166-168, 195, 210, 224, 226
正常圧水頭症　6, 17, 19, 32, 33, 50, 201
前頭側頭型認知症（前頭葉型認知症）　6, 13, 14, 44, 86
せん妄　22, 27, 28, 51, 116
　――の診断基準　28
側頭動脈炎　11

た

多剤併用　18-20, 51, 55, 191, 206
多発脳梗塞性認知症　7, 9, 10, 34
短期記憶（作動記憶）　41, 127, 171-173
長期記憶　171-173
鎮痛剤　20, 21
低血圧　11
糖尿病　8, 10, 25, 26, 30, 47, 52, 76, 78, 97, 148, 160, 164, 183, 184, 204, 210, 226
動脈硬化　34, 78, 165, 167

な

認知症　3-7, 10, 12, 15-18, 22, 27-31, 33, 34, 36, 37, 39, 40, 44, 46, 47, 50, 51, 55-59, 67, 69, 78, 79, 81, 85, 87, 90, 98, 116, 117, 121-124, 126, 128, 130, 131, 155-185（第6章）, 187, 201, 213, 219, 224
　――の危険因子　164, 169
　HIV ／ AIDS による――　15
　一次性――　6
　外傷性――　16
　混合型――　8
　初期の――　41, 43, 56, 91
　進行性の――　7-17
　二次性――　6
脳血管障害　49, 182, 224
脳梗塞　9, 10, 97, 115
脳卒中　7, 8, 10, 11, 34, 36, 50, 69, 71, 72, 77, 78, 89, 165, 205, 226

は・ま

パーキンソン病　12, 16, 86, 87, 90, 115
肺炎　34, 116, 160
配偶者との死別　101-102
ハンチントン病　15
引きこもり　15, 98, 103
ピック病　14
ビンスワンガー病（皮質下認知症）　10
（薬物の）副作用　5, 18, 19, 28, 51-54, 75, 104, 110, 117, 156, 168, 170, 206, 207, 216

不随意運動　16
不整脈　10, 205
舞踏様運動　16
フリーラジカル　45, 181
ヘルスリテラシー　142-144
変形性関節症　205
ボクサー脳（ボクサー認知症）　16
歩行障害　8, 10, 16, 201, 202
　本態性老年期——　201
ホスピスケア　223
メディケア　63, 84-86, 105, 133, 223, 224
メディケイド　84, 85
妄想　12, 87, 127

や・ら

夜間徘徊　8
薬物乱用（薬物依存症）　18, 34, 103, 169
遺言　228
リビングウィル　216-220
緑内障　204
レビー小体型認知症　12, 13, 44
老人斑（アミロイド斑）　13, 45, 68, 161, 167

文 献

第 1 章

1. AA (Alzheimer's Association). 2005. "Basics of Alzheimer's Disease: What It Is and What You Can Do." http://www.alz.org/national/documents/brochure_basicsofalz_low.pdf (accessed April 30, 2008).
2. Adelman, A.M., and M.P. Daly. 2005. "Initial Evaluation of the Patient with Suspected Dementia." *American Family Physician* 71, no.9 (May 1).
3. Alagiakrishnan, K., and P. Blanchette. 2005. "Delirium." eMedicine from WebMD. July 28. http://www.emedicine.com/med/topic3006.htm (accessed September 2, 2006).
4. ASHP (American Society of Health-System Pharmacists). 2001. "New Study Reveals One-Third of Seniors Take Medications Prescribed by Two or More Physicians." Press release. August 6. http://www.ashp.org/s_ashp/sec_press_article.asp?CID=168&DID=2037&id=2528 (accessed September 2, 2006).
5. Barker, W.W., C.A. Luis, A. Kashuba, M. Luis, D.G. Harwood, D. Loewenstein, C. Waters, P. Jimison, E. Shepherd, S. Sevush, N. Graff-Radford, D. Newland, M. Todd, B. Miller, M. Gold, K. Heilman, L. Doty, I. Goodman, B. Robinson, G. Pearl, D. Dickson, and R. Duara. "Relative Frequencies of Alzheimer's Disease, Lewy Body, Vascular and Frontotemporal Dementia, and Hippocampal Sclerosis in the State of Florida Brain Bank." 2002. *Alzheimer Disease and Associated Disorders* 16, no.4 (October-December): 203-12.
6. Beers, M.H. 1997. "Explicit Criteria for Determining Potentially Inappropriate Medication Use by the Elderly: An Update." *Archives of Internal Medicine* 157: 1531-36.
7. Beers, M.H., J.G. Ouslander, I. Rollingher, D.B. Reuben, J. Brooks, and J.C. Beck. 1991. "Explicit Criteria for Determining Inappropriate Medication Use in Nursing Home Residents." *Archives of Internal Medicine* 151, no.9: 1825-32.
8. Bottiglieri, T. 1996. "Folate, Vitamin B_{12} and Neuropsychiatric Disorders." *Nutrition Review* 54, no.12 (December): 382-90.
9. Caird, F.I., and P.J.W. Scott. 1986. *Drug-Induced Disease in the Elderly: A Critical Survey of the Literature.* Drug-Induced Disorders series, vol.2. Amsterdam: Elsevier Science.
10. Christensen, H. 2001. "What Cognitive Changes Can Be Expected with Normal Aging?" *Australian and New Zealand Journal of Psychiatry* 35 (December): 768.
11. Clarfield, A.M. 2003. "The Decreasing Prevalence of Reversible Dementias: An Updated Meta-analysis." *Archives of Internal Medicine* 163: 2219-29.
12. Correa-de-Aiaujo, R., E.G. Miller, and J.S. Banthin. 2005. "Gender Differences in Drug Use and Expenditures in a Privately Insured Population of Older Adults." *Journal of Women Health* 14, no.1: 73-81.
13. Crossley, K., and P.K. Peterson. 1998. "Infections in the Elderly Developments." *Current Clinical Topics in Infectious Diseases* 18: 75-100.
14. Derouesne, C., A. Alperovitch, N. Arvay, P. Migeon, F. Moulin, M. Vollant, J.R. Rapin, and M. Le Poncin. 1989. "Memory Complaints in the Elderly: A Study of 367 Community-Dwelling Individuals from 50-80 Years." *Archives of Gerontology and Geriatrics*, suppl. 1:151-63.
15. Dufour, M., and R.K. Fuller. 1995. "Alcohol in the Elderly." *Annual Review of Medicine* 46:

123-32.

16. Eastley, R., G.K. Wilcock, and R.S. Bucks. 2000. "Vitamin B_{12} Deficiency in Dementia and Cognitive Impairment: The Effects of Treatment on Neuropsychological Function." *International Journal of Geriatric Psychiatry* 15, no.3 (May 18): 226-33. http://www.centre4activeliving.ca/publications/research_update/2006/dec06.html (accessed December 27, 2006).
17. Eriksson, S. 1999. "Social and Environmental Contributants to Delirium in the Elderly." *Dementia and Geriatric Cognitive Disorders* 10: 350-52.
18. Espino, D.V., A.C. Jules-Bradley, C.L. Johnston, and C.P. Mouton. 1998. "Diagnostic Approach to the Confused Elderly Patient." *American Family Physician* 57, no.6 (March 15).
19. Ewing, J.A. 1984. "Detecting Alcoholism: The CAGE Questionnaire." *Journal of the American Medical Association* 252: 1905-1907.
20. FDA (Food and Drug Administration). 2003. "Medications and Older People." *FDA Consumer Magazine.* Revised September 2003. Pub. no. FDA 03-1315C.
21. Fernandez, H.H., C.K. Wu, and B.R. Ott. 2003. "Pharmacotherapy of Dementia with Lewy Bodies." *Expert Opinion in Pharmacotherapy* 4, no.11 (November): 2027-37.
22. Fick, D.M., J.W. Cooper, and E. Wade. 2003. "Updating the Beers Criteria for Potentially Inappropriate Medication Use in Older Adults: Results of a US Consensus Panel of Experts." *Archives of Internal Medicine* 163: 2716-24.
23. Fratiglioni, L., H. Wang, K. Ericsson, M. Maytan, and B. Winblad. 2000. "Influence of Social Network on Occurrence of Dementia: A Community-Based Longitudinal Study." *Lancet* 355: 1315-19.
24. Gale, C., C. Martyn, and C. Cooper. 1996. "Cognitive Impairment and Mortality in a Cohort of Elderly People." *British Medical Journal* 312: 608-11.
25. Gambert, S.A. 1997. "Is It Alzheimer's Disease?" *Postgraduate Medicine* 101, no.6 (June). http://www.postgradmed.com/issues/1997/06_97/gambert.htm (accessed September 1, 2006).
26. Hutto, B.R. 1997. "Folate and Cobalamin in Psychiatric Illness." *Comprehensive Psychiatry* 6: 305-14.
27. IOM (Institute of Medicine). 1998. *Dietary Reference Intakes for Thiamin, Riboflavin, Niacin, Vitamin B6, Folate, Vitamin B12, Pantothenic Acid, Biotin and Choline.* Washington, DC: National Academy Press.
28. Kalaria, R.N. 2000. "Comparison between Alzheimer's Disease and Vascular Dementia: Implications for Treatment." *Neurological Research* 25, no.6 (September): 661-64.
29. Kalaria, R.N., W.C. Low, A.E. Oakley, J.Y. Slade, P.G. Ince, C.M. Morris, and T. Mizuno. 2002. "CADASIL and Genetics of Cerebral Ischaemia." *Journal of Neural Transmission* 63: 75-90.
30. Kalimo, H., M.M. Ruchoux, M. Vitanen, R.N. Kalaruia. 2002. "CADASIL: A Common Form of Hereditary Arteriopathy Causing Brain Infarcts and Dementia." *Brain Pathology* 12, no.3 (July): 371-84.
31. Khaira, J.S., and J.A. Franklyn. 1999. "Thyroid Conditions in Older Patients." *Practitioner* 243: 214-21.
32. Kivipelto, M. 2005. "Exercise in Midlife Could Reduce the Risk of Dementia and Alzheimer's Disease." *Lancet Neurology* (October 4). http://ki.se/ki/jsp/polopoly.jsp?d=933&a=3296&cid=940&1=en (accessed from Karolinska Institute, September 3, 2006).
33. Larson, E.B., W.A. Kukull, D.M. Buchner, and B.V. Reifler. 1987. "Adverse Drug Reactions Associated with Global Cognitive Impairment in Elderly Persons." *Annals of Internal Medicine* 107: 169-73.
34. Lesnik Oberstein, S.A., R. Van Den Boom, H.A.M. Middelkoop, M.D. Ferrari, Y.M. Knaap, H.C. Van Houwelingen, M.H. Breuning, M.A. Buchem, and J. Haan. 2003. "Incipient CADASIL." *Archives of Neurology* 60 (2003): 707-12.

35. McCue, J.D. 1999. "Treatment of Urinary Tract Infections in Long-Term Care Facilities: Advice, Guidelines and Algorithms." *Clinical Geriatrics*: 11-7.
36. McGlone, J., S. Gupta, D. Humphrey, S. Oppenheimer, T. Mirsen, and D.R. Evans. 1990. "Screening for Early Dementia Using Memory Complaints from Patients and Relatives." *Archives of Neurology* 47: 1189-93.
37. McQuinn, B.A., and D.H. O'Leary, 1987. "White Matter Lucencies on Computed Tomography, Subacute Arteriosclerotic Encephalopathy (Binswanger's Disease) and Blood Pressure." *Stroke* 18 (September/October): 900-905.
38. Mendez, M.F., A. Selwood, A.R. Mastry, and W.H. Frey. 1993. "Pick's Disease versus Alzheimer's Disease: A Comparison of Clinical Characteristics." *Neurology* 43: 289-92.
39. Mensah, G.A. 2004. "Special Focus: Heart Disease and Stroke." *Centers for Disease Control and Prevention, Chronic Disease News and Notes* 17, no.1 (Fall).
40. Merck. 2006. *Merck Manual of Geriatrics.* "Dementia." February. http://www.merck.com/mrkshared/mmg/sec5/ch4O/ch40e.jsp (accessed February 20, 2007).
41. Morrison, R.L., and I.R. Katz. 1989. "Drug-Related Cognitive Impairment: Current Progress and Recurrent Problems." *Annual Review of Gerontology and Geriatrics* 9: 232-79.
42. Neef, D., and A. Walling. 2006. "Dementia with Lewy Bodies: An Emerging Disease." *American Family Physician* 73, no.7 (April 1).
43. Nielson, K. 2005. "Finding the Key to Successful Aging." *Neurobiology of Learning and Memory*. http://www.marquette.edu/research/aging.shtml (accessed September 1, 2006).
44. NINDS (National Institute of Neurological Disorders and Stroke). 2004."The Dementias." NIH pub. no. 04-2252.
45. ——. 2006. "Vasculitis Including Temporal Arteritis Information Page." January. http://www.ninds.nih.gov/disorders/vasculitis/vasculitis.htm (accessed September 1, 2006).
46. O'Connor, D., P. Pollitt, J. Hyde, C.P. Brook, B.B. Reiss, and M. Roth. 1988. "Do General Practitioners Miss Dementia in Elderly Patients?" *British Medical Journal* 297: 1107-10.
47. Olsen, C.G., and M.E. Clasen. 1998. "Senile Dementia of the Binswanger's Type." *American Academy of Family Physicians* (December). http://www.aafp.org/afp/981200ap/olsen.html (accessed September 1, 2006).
48. Oslin, D. 2000. "Prescription and Over-the-Counter Drug Misuse among the Elderly." *Geriatric Times* 1, no. 1 (May/June).
49. Pfefferbaum, A., E.V. Sullivan, D.H. Mathalon, and K.O. Lim. 1997. "Frontal Lobe Volume Loss Observed with Magnetic Resonance Imaging in Older Chronic Alcoholics." *Alcoholism: Clinical & Experimental Research* 21, no.3: 521-29.
50. Rancourt, C., J. Moisan, L. Baillargeon, R. Verreault, D. Laurin, and J.-P. Gregoire. 2004. "Potentially Inappropriate Prescriptions for Older Patients in Long-Term Care." *BioMed Central Geriatrics* 4, no.9.
51. Reid, J. 2005. "Polypharmacy: Causes and Effects in Older People." *Prescriber* (October 19). http://www.escriber.com/.../Images/Polypharmacy (accessed September 1, 2006).
52. Roman, G.C. 1987. "Senile Dementia of the Binswanger Type." *Journal of the American Medical Association* 258, no.13 (October): 1782-88.
53. Roman, G.C., T.K. Tatemichi, T. Erkinjuntti, J.L. Cummings, J.C. Masdeu, J.H. Garcia, L. Amaducci, J.-M. Orgogozo, A. Brun, A. Hofman, D.M. Moody, M.D. O'Brien, T. Yamaguchi, J. Grafman, B.P. Drayer, D.A. Bennett, M. Fisher, J. Ogata, E. Kokmen, F. Bermejo, P.A. Wolf, P.B. Gorelick, K.L. Bick, A.K. Pajeau, M.A. Bell, C. DeCarli, A. Culebras, A.D. Korczyn, J. Bogousslavsky, A. Hartmann, and P. Scheinberg. 1993. "Vascular Dementia: Diagnostic Criteria for Research Studies. Report of the NINDS-AIREN International Workshop." *Neurology* 43: 250-

60.

54. Routledge, P.A., M.S. O'Mahony, and K.W. Woodhouse. 2004. "Adverse Drug Reactions in Elderly Patients." *British Journal of Clinical Pharmacology* 57: 121-26.

55. SAMSHA (Substance Abuse & Mental Health Services Administration). 1998. "Substance Abuse: Older Adults at Serious Risk." Press release. May 17. http://www.jointogether.org/news/research/pressreleases/1998/substance-abuse-older-adults.html (accessed September 1, 2006).

56. Schmidt, M.L., V. Zhukreva, K.L. Newell, V. Lee, and J. Trojanowski. 2001. "Tau Isoform Profile and Phosphorylation State in Dementia Pugilistica Recapitulate Alzheimer's Disease." *Acta Neuropathologica* 101, no. 5 (May): 518-24.

57. Sharon, I., T. Erson, and R. Sharon. 2005. "Huntington Disease Dementia." *eMedicine from WebMD*. March 24. http://www.emedicthe.com/med/topic3111.htm (accessed September 1, 2006).

58. Thackery, E., ed. 2003. "Dementia." In *Gale Encyclopedia of Mental Disorders*. Farmington Hills, MI: Gale. http://health.enotes.com/mental-disorders-encyclopedia/dementia (accessed February 19, 2007).

59. Turnheim, K. 2003. "When Drug Therapy Gets Old: Pharmacokinetics and Pharmacodynamics in the Elderly." *Experimental Gerontology* 38: 843-53.

60. Valcour, V., K. Masaki, J. Curb, and P. Blanchette. 2000. "The Detection of Dementia in the Primary Care Setting." *Archives of Internal Medicine* 160: 2964-68.

61. Verrees, M., and W. Selman. 2004. "Management of Normal Pressure Hydrocephalus." *American Family Physician* 70, no.6 (September 15). http://www.aafp.org/afp/20040915/1071.html (accessed September 3, 2006).

62. Volcow, N.D., G.J. Wang, J.E. Overall, R. Hitzemann, J. Fowler, N. Pappas, E. Frecska, and K. Piscani. 1997. "Regional Brain Metabolic Response to Lorazepam in Alcoholics during Early and Late Alcohol Detoxification." *Alcoholism: Clinical and Experimental Research* 21, no.7: 1278-84.

63. Wilkinson, C., and H. Moskowitz. 2001. "Polypharmacy and Older Drivers: Literature Review." Unpublished manuscript. Southern California Research Institute, Los Angeles.

64. Williams, C.M. 2002. "Using Medications Appropriately in Older Adults." *American Family Physician* 66, no.10 (November 15).

65. Wivel, M.E. 1988. "NIH Consensus Conference Stresses Need to Identify Reversible Causes of Dementia." *Hospital Community Psychiatry* 39: 22-23.

66. Zhanel, G.G., G.K. Harding, and D.R. Guay. 1990. "Asymptomatic Bacteriuria. Which Patients Should Be Treated?" *Archives of Internal Medicine* 150: 1389-96.

第 2 章

1. AAGP (American Association for Geriatric Psychiatry). 2004. "Understanding the Most Common Dementing Disorder: Initiative on Alzheimer's Disease and Related Disorders." *American Association for Geriatric Psychiatry.* http://www.aagponline.org/p_c/alzheimers.asp (accessed September 11, 2006).

2. Adelman, A.M., and M.P. Daly. 2005. "Initial Evaluation of the Patient with Suspected Dementia." *American Family Physician* 71: 1745-50.

3. AGS (American Geriatrics Society). 2005. "Drug Treatment Aging in the Know: Your Gateway to Aging and Resources on the Web." *American Geriatrics Society: Foundation for Health and Aging* (June 6). http://www.healthinaging.org/agingintheknow/chapters_ch_trial.asp?ch=6#changes (accessed August 30, 2006).

4. Barnes, D.E. 2003. "A Longitudinal Study of Cardiorespiratory Fitness and Cognitive Function in Healthy Older Adults." *Journal of the American Geriatrics Society* 51, no.4 (April): 459-65.

5. Billups, S.J., D.C. Malone, and B.L. Carter. 2000. "Relationship between Drug Therapy

Noncompliance and Patient Characteristics, Health-Related Quality of Life, and Health Care Costs." *Pharmacotherapy* 20, no.8: 941-49.

6. Blalock, E.M., K.-C. Chen, K. Sharrow, J.P. Herman, N.M. Porter, T.C. Foster, and P.W. Landfield. 2003. "Gene Microarrays in Hippocampal Aging: Statistical Profiling Identifies Novel Processes Correlated with Cognitive Impairment." *Journal of Neuroscience* 23, no.9 (May 1): 3807.
7. Bodarty, H., D. Pond, N.M. Kemp, G. Luscombe, L. Harding, K. Berman, and F.A. Huppert. 2000. "The GPCOG: A New Screening Test for Dementia Designed for General Practice." *Journal of the American Geriatric Society* 50, no.3 (March): 530-34.
8. Botelho, R.J., and R. Dudrak. 1992. "Home Assessment of Adherence to Long-Term Medication in the Elderly." *Journal of Family Practice* 35: 61-65.
9. Boustani, M., C.M. Callahan, F.W. Unverzagt, M.O. Austrom, A.J. Perkins, B.A. Fultz, S.L. Hui, and H.C. Hendrie. 2005. "Implementing a Screening and Diagnosis Program for Dementia in Primary Care." *Journal of General Internal Medicine* 20, no.7 (July): 572-77.
10. Boustani, M., B. Peterson, L. Hanson, R. Harris, and K.N. Lohr. 2003. "Screening for Dementia in Primary Care." *Annals of Internal Medicine* 138: 927-37.
11. Cohen, S., and T.B. Herbert. 1996. "Health Psychology: Psychological Factors and Physical Disease from the Perspective of Human Psychoneuroimmunology." *Annual Review of Psychology* 47: 113-42.
12. Conn, V.S. 1992. "Self-Management of Over-the-Counter Medications by Older Adults." *Public Health Nursing* 9, no.1: 29-36.
13. Coons, S.J., S.L. Sheahan, S.S. Martin, J. Hendricks, C.A. Robbins, and J.A. Johnson. 1994. "Predictors of Medication Noncompliance in a Sample of Older Adults." *Clinical Therapeutics* 16: 110-17.
14. FDA (Food and Drug Administration). 2003. "Medications and Older People." September. Pub. no. FDA 03-1315C.
15. Folstein, M.F., S.E. Folstein, and P.R. McHugh. 1975. "Mini Mental Status Examination (MMSE)." *Journal of Psychiatric Research* 12: 189-98.
16. Ganguli, M., H.H. Dodge, C. Shen, and S.T. DeKosky. 2004. "Mild Cognitive Impairment, Amnestic Type: An Epidemiologic Study." *Neurology* 63, no.1: 115-21.
17. Gazzaley, A. 2005. "Aging and Memory." *Nature Neuroscience* (October): 1298-1300.
18. Glisky, E.L., S.R. Rubin, and P.S.R. Davidson. "Source Memory in Older Adults: An Encoding or Retrieval Problem?" 2001. *Journal of Experimental Psychology: Learning, Memory, and Cognition* 27: 1131-46.
19. Gouras, G.K. 2001. "Current Theories for the Molecular and Cellular Pathogenesis of Alzheimer's Disease." *Cambridge Journals Online* (May 31). http://journals.cambridge.org/action/displayAbstract?fromPage=online&aid=168668# (accessed August 30, 2006).
20. Grace, J., and M. Amick. 2005. "Cognitive Screening of Older Adults." *Medieine and Health Rhode Island* 88, no.1: 8-11.
21. Heinrich, J. "Health Products for Seniors: Potential Harm from 'Anti-Aging' Products." Statement before Special Committee on Aging, US Senate. http://www.gao.gov/new.items/d0ll139t.pdf (accessed May 6, 2008).
22. Jorm, A.F. 2000. "Is Depression a Risk Factor for Dementia or Cognitive Decline? A Review." *Gerontology* 46: 219-27.
23. Kane, R.L., J.G. Ouslander, and I. Abrass, eds. 1999. "Drug Therapy." In *Essentials of Clinical Geriatrics*, 4th ed., 379-411. New York McGraw-Hill.
24. Lopez, O.L. 2003. "Risk Factors for Mild Cognitive Impairment in the Cardiovascular Health Study." *Archives of Neurology* 60 (October): 1394-99.
25. Lopez O.L., W.J. Jagust, S.T. DeKosky, J.T. Becker, A. Fitzpatrick, C. Dulberg, J. Breitner, C. Lyketsos, B. Jones, C. Kawas, M. Carlson, and L.H. Kuller. 2003. "Prevalence and

Classification of Mild Cognitive Impairment in the Cardiovascular Health Study Cognition Study: Part 1." *Archives of Neurology* 60: 1385-89.

26. Lyketsos, C.G. 2005. "Population-Based Study of Medical Comorbidity in Early Dementia and Cognitive Impairment, No Dementia (CIND)." *American Journal of Geriatric Psychiatry* 13 (August): 656-64.

27. McKhann, G., and M. Albert. 2002. "Keep Your Brain Young." *Johns Hopkins Medical Newsletter: Health after* 50. August.

28. McKhann, G., D. Drachman, M. Folstein, R. Katzman, D. Price, and E.M. Stadlan. 1984. "Clinical Diagnosis of Alzheimer's Disease: Report of the NINCDS-ADRDA Work Group under the Auspices of the US Department of Health and Human Service's Task Force on Alzheimer's Disease." *Neurology* 34, no.7 (July).

29. Merck. 2000. *Merck Manual of Geriatrics.* 3rd. ed. Edited by Mark H. Beers and Robert Berkow. New Jersey: Merck & Co.

30. Moore, A.R., and S.T. O'Keeffe. 1999. "Drug-Induced Cognitive Impairment in the Elderly." *Drugs & Aging* 15, no.1 (July): 15-28.

31. Morris, J.C., and J. Cummings. 2005. "Mild Cognitive Impairment Represents Early-Stage Alzheimer's Disease." *Journal of Alzheimer's Disease* 7, no.3: 235-39.

32. Newson, R.S., and E.B. Kemps. "Cardiorespiratory Fitness as a Predictor of Successful Cognitive Ageing." 2006. *Journal of Clinical and Experimental Neuropsychology* 28, no.6 (August): 949-67.

33. NIA (National Institute on Aging). 2001. Portfolio for Progress. October.

34. ――. 2004. "Donepezil May Have Short-Term Benefit for Mild Cognitive Impairment; More Analyses Needed to Assess Clinical Implications of New Data." 2004. *National Institute on Aging (NIA) News: AD Research Update.* July 18.

35. Patterson, C.J., and D.A. Gass. 2001. "Screening for Cognitive Impairment and Dementia in the Elderly." *Canadian Journal of Neurological Science* 28, suppl.1 (February): S42-51.

36. Petersen, R.C., R. Doody, A. Kurz, R.C. Mohs, J.C. Morris, P.V. Rabins, K. Ritchie, M. Rossor, L. Thal, and B. Winblad. 2001. "Current Concepts in Mild Cognitive Impairment." *Archives of Neurology* 58, no.12 (December): 1985-92.

37. Petersen, R.C., G.E. Smith, S.C. Waring, R.J. Ivnik, E.G. Tangalos, and E. Kokmen. 1999. "Mild Cognitive Impairment: Clinical Characterization and Outcome." *Archives of Neurology* 56, no.3: 303-308.

38. Petersen, R.C., J.C. Stevens, M. Ganguli, E.G. Tangalos, J.L. Cummings, and S.T. DeKosky. 2001. "Practice Parameter: Early Detection of Dementia: Mild Cognitive Impairment (An Evidence-Based Review): Report of the Quality Standards Subcommittee of the American Academy of Neurology." *Neurology* 56: 1133-42.

39. Prichep, L. 2005. "A New Analysis of a Standard Brain Test May Help Predict Dementia." October 6. http://www.sciencedaily.com/releases/2005/10/051006084213.htm (accessed August 28, 2006).

40. Raji, M.A. 2005. "Ethnic Differences in Herb and Vitamin/Mineral Use in the Elderly." *Annals of Pharmacotherapy* 39 (June): 1019-23.

41. Rowe, J.W., and R.L. Kahn. 1997. "Successful Aging." *Gerontologist* 37: 433-40.

42. Stadtman, E.R. 1992. "Protein Oxidation and Aging." *Science* 257 (August 28): 1220-24.

43. Voit, S. 2002. "Insights on Maintaining Cognitive Health." *NIH Record* 54, no.25 (December 10).

44. Wallman. 2004. Federal Interagency Forum on Aging Related Statistics, K. Wallman, chief statistician. Office of Management and Budget.

45. Williams, C.M. 2002. "Using Medications Appropriately in Older Adults." *American Family Physician* 66, no.10 (November 15): 1917-24.

46. Zagaria, M.A. 2002. "Senior Health

Maintenance." *US Pharmacist*(June): 35-38.

47. Zahn, C., I. Arispe, E. Kelley, T. Ding, C.W. Burt, J. Shinogle, and D. Stryer. 2005. "Ambulatory Care Visits for Treating Adverse Drug Effects in the United States, 1995-2001." *Journal on Quality and Patient Safety* 31, no.7 (July): 372-78.

第3章

1. AA (Alzheimer's Association). 2007. "Alzheimer's Disease Prevalence Rises." *Alzheimer News.* http://www.alz.org/news_and_events_rates__rise.asp (accessed March 22).
2. Bertram, L., M. Hiltunen, M. Parkinson, M. Ingelsson, C. Lange, K. Ramasamy, K. Mullin, R. Menon, A.J. Sampson, M.Y. Hsiao, K.J. Elliott, G. Velicelebi, T. Moscarillo, B.T. Hyman, S.L. Wagner, K.D. Becker, D. Blacker, and R.E. Tanzi. 2005. "Family-Based Association between Alzheimer's Disease and Variants in UBQLNI." *New England Journal of Medicine* 352: 884-94.
3. Bonte, F.J., T.S. Harris, C.A. Roney, and L.S. Hynan. 2004. "Differential Diagnosis between Alzheimer's and Frontotemporal Disease by the Posterior Cingulate Sign." *Journal of Nuclear Medicine* 45, no.5 (May 5): 771-74.
4. Bren, L. 2003. "Alzheimer's: Searching for the Cure." *FDA Consumer Magazine*, July/August. Pub no. FDA 04-1318C rev.
5. Brookmeyer, R., S. Gray, and C. Kawas. 1998. "Projections of Aizheinaer's Disease in the United States and the Public Health Impact of Delaying Disease Onset." *American Journal of Public Health* 88, no.9: 1337-42.
6. CDC (Centers for Disease Control and Prevention). 2003. "National Vital Statistics Report, 2003."
7. ——. 2006. "Health Information for Older Adults: Mental Health." http://www.cdc.gov/aging/info (accessed April 10, 2006).
8. Clarke, N.A., and P.T. Francis. 2005. "Cholinergic and Glutamatergic Drugs in Alzheimer's Disease Therapy." *Expert Review of Neurotherapeutics* 5, no.5 (September): 671-82.
9. Colcombe, S.J., A.F. Kramer, K.I. Erickson, P. Scalf, E. McAuley, N.J. Cohen, A. Webb, G.J. Jerome, D.X. Marquez, and S. Elavsky. 2004. "Cardiovascular Fitness, Cortical Plasticity, and Aging." *Proceedings of the National Academy of Sciences, USA* 101, no.9: 3316-21.
10. Dodge, H.H., and C. Shen. 2003. "Functional Transitions and Active Life Expectancy Associated with Alzheimer's Disease."*Archives of Neurology* 60: 253-59.
11. Doraiswamy, P.M., J. Leon, and J.L. Cummings. 2002. "Prevalence and Impact of Comorbidity in Alzheimer's Disease." *Journals of Gerontology Series A: Biological Sciences and Medical Sciences* 57: M173-77.
12. EPA (Environmental Protection Agency). 2006. "Aging and Toxic Response: Issues Relevant to Risk Assessment." Pub. no. EPA/600/P-03/004A. http://cfpub.epa.gov/ncea/cfm/recordisplay.cfm?deid=156648 (accessed May 9, 2008).
13. Ferri, C.P., M. Prince, C. Brayne, H. Brodaty, L. Fratiglioni, M. Ganguli, K. Hall, K. Hasegawa, H. Hendrie, Y. Huang, A. Jorm, C. Mathers, P.R. Menezes, E. Rimmer, M. Scazufca, and Alzheimer's Disease International. 2005. "Global Prevalence of Dementia: A Delphi Consensus Study." *Lancet* 366: 2112-17.
14. Folstein, M.F., S.E. Folstein, and P.R. McHugh. 1975. "Mini-Mental State: A Practical Method for Grading the State of Patients for the Clinician." *Journal of Psychiatric Research* 12: 189-98.
15. Friedman, S.M., D.M. Steinwachs, P.J. Rathouz, L.C. Burton, and D.B. Mukamel. 2005. "Characteristics Predicting Nursing Home Admission in the Program of All-Inclusive Care for Elderly People." *Gerontologist* 45: 157-66.
16. Graham, N. 2001. "World Health Report, 2001." http://www.who.int/multimedia/whr2001/audio.html (accessed August 26, 2006).
17. Hebert, L.E., P.A. Scherr, J.L. Bienias, D.A.

Bennett, and D.A. Evans. 2003. "Alzheimer's Disease in the US Population: Prevalence Estimates Using the 2000 Census." *Archives of Neurology* 60, no.8 (August): 1119-22.

18. Hoyert, D.L., and H.M. Rosenberg. 1999. "Mortality from Alzheimer's Disease: An Update." *National Vital Statistics Report* 47, no.20 (June 30): 1-8.

19. Kepe, V. 2004. "Tracking Alzheimer's: UCLA Scientists Use FDDNP-PET to Detect and Quantify Alzheimer's Disease in Living Patients." *Society for Nuclear Medicine.* June 21. http://www.interactive.snm.org/index.cfm (accessed August 6, 2006).

20. Koppel, R. 2002. "Alzheimer's Disease: The Costs to US Businesses in 2002." US Chamber of Commerce, Long-Term Care Symposium, June 27. http://www.alz.org/national/documents/report_alzcosttobusiness.pdf (accessed May 8, 2008).

21. Korczyn, A.D. 2002. "Homocysteine, Stroke, and Dementia." *Stroke* 33: 2343.

22. Larson, E.B., M.F. Shadlen, L. Wang, W.C. McCormick, J.D. Bowen, L. Teri, and W.A. Kukull. 2004. "Survival after Initial Diagnosis of Alzheimer's." *Annals of Internal Medicine* 140, no.7: 501-509.

23. Levey, A. 2001. "Do You Know What to Look for in Alzheimer's Patients?" *ACP-ASIM Observer,* June. http://www.acponline.org/journals/news/jun01/alzheimers (accessed August 28, 2006).

24. Lewin Group. 2004. "Saving Lives, Saving Money: Dividends for Americans Investing in Alzheimer Research." A Report from the Lewin Group, commissioned by the Alzheimer 's Association. Washington, DC.

25. Lopez, 0., J. Becker, S. Wisniewski, J. Saxton, D. Kaufer, and S. DeKoskyal; 2002. "Cholinesterase Inhibitor Treatment Alters the Natural History of Alzheimer's Disease." *Journal of Neurology, Neurosurgery and Psychiatry* 72, no.3 (March): 310-14.

26. Luchsinger, J., M.X. Tang, and J. Miller. 2007. "Relation of Higher Folate Intake to Lower Risk of Alzheimer's Disease in the Elderly." *Archives of Neurology* 64: 86-92.

27. McIlroy, S.P., K.B. Dynan, J.T. Lawson, C.C. Patterson, and A.P. Passmore. 2002. "Moderate Elevations of Homocysteine Are Associated with a More Than Five-Fold Increase in the Risk for Stroke." *Stroke* (October 4).

28. Mehta, K.M., K. Yaffe, and K.E. Covinsky. 2002. "Cognitive Impairment, Depressive Symptoms, and Functional Decline in Older People." *Journal of the American Geriatrics Society* 50, no.6 (June): 1045-50.

29. Miller, C.A. 2004. "Update on Dementia Medications for 2004." *Geriatric Nursing* 25, no.1 (March 8): 56. http://www.medscape.com/viewarticle/470704 (accessed September 24, 2006).

30. Mosconi, L., A. Pupi, M.T.R. De Cristofaro, M. Fayyaz, S. Sorbi, and K. Herholz. 2004. "Functional Interactions of the Entorhinal Cortex: An 18F-FDG PET Study on Normal Aging and Alzheimer's Disease." *Journal of Nuclear Medicine* 45, no.3: 382-92.

31. National Center for Health Statistics. 2005. "Leading Causes of Death in the US." *National Vital Statistics Reports.* March 7. http://www.statisticstopl0.com/Causes_of_Death_in_US (accessed August 20, 2006).

32. NIA (National Institute on Aging), NIH (National Institutes of Health), and HHS (US Department of Health and Human Services). 2003. "Progress Report on Alzheinier's Disease, 2001" http://www.nia.nih.gov/NR/rdonlyres/0C3612EF-3C01-44EA-899B-223909A6DEEE/0/2003_Progress_Report_on_AD.pdf (accessed May 8, 2008).

33. NIH (National Institutes of Health). 2003. "Alzheimer's Disease Progress Report 2001." July. Pub, no.03-5333.

34. ——. 2005. "Genes, Lifestyles and Crossword Puzzles: Can Alzheimer's Disease Be Prevented?" May. Pub. no.05-5503.

35. ——. 2005. "Research Advances at NIH: Pro-gress Report on Alzheimer's Disease, 2004-2005."

36. NIMH (National Institute of Mental Health). "The Numbers Count: Mental

Disorders in America." http://www.nimh.nih.gov/health/publications/the-numbers-count-mental-disorders-in-america.shtml (accessed May 8, 2008).
37. NINDS (National Institute of Neurological Disorders and Stroke). 2004. "The Dementias." NIH pub. no.04-2252.
38. Petersen, R.C., J.C. Stevens, M. Gangali, E.G. Tangalos, J.L. Cummings, and S.T. DeKosky. 2001. "Practice Parameter: Early Detection of Dementia: Mild Cognitive Impairment (An Evidence-Based Review)." *Neurology* 56: 1133-42.
39. Provenzano, G., S. Duttagupta, T. McRae, V. Mastey, B. Ellis, and J. Ieni. 2001. "Delays in Nursing Home Placement for Patients with Alzheimer's Disease Associated with Treatment with Donepezil May Have Health Care Cost-Saving Implications." *Value in Health* 4, no. 2: 158.
40. Relkin, N. 2002. "Diagnosis of Alzheimer's Disease." Eighth International Conference on Alzheimer's Disease and Related Disorders. July 20-25.
41. Saxton, J., O.L. Lopez, and G. Ratcliff. 2004. "Preclinical Alzheimer's Disease: Neuropsychological Test Performance 1.5 to 8 Years Prior to Onset." *Neurology* 63, no.12: 2341-47.
42. Seshdri, S., A. Beiser, J. Selhub, P. Jacques, I. Rosenberg, R. D'Agostino, P. Wilson, and P. Wolf. 2002. "Plasma Homocysteine as a Risk Factor for Dementia and Alzheimer's Disease." *New England Journal of Medicine* 346: 476-83.
43. Smith, G.E. "Early Onset Alzheimer's: An Interview with a Mayo Clinic Specialist." CNN.com. http://www.cnn.com/HEALTH/library/AZ/00009.html (accessed May 9, 2008).
44. Thompson, P.M., K.M. Hayashi, G. de Zubicaray, A.L. Janke, S.E. Rose, J. Semple, D. Herman, M.S. Hong, S.S. Dittmer, D.M. Doddrell, and A.W. Toga. 2003. "Dynamics of Gray Matter Loss in Alzheimer's Disease." *Journal of Neuroscience* 23, no.3: 994-1005.
45. Truschke, E. World Alzheimer Congress 2000. http://www.seniorjournal.com/NEWS/2000%20Files/July%2000/FTR-07-20-00AlzConf.htm (accessed August 2, 2006).
46. Weaver, J. 2004. "Alzheimer's Anxiety: An Epidemic Looming, Americans Hope to Hang On to Their Memories." MSNBC. November 28. http://www.msnbc.msn.com/id/6346873 (accessed August 25, 2006).
47. Wolfe, M. 2006. "Shutting Down Alzheimer's." *Scientific American* 294, no.5: 60-67.
48. Wygaard, H.A., and G. Albreksten. 1992. "Risk Factors for Admission to a Nursing Home: A Study of Elderly People Receiving Home Nursing." *Scandinavian Journal of Primary Health Care* 10: 128-33.

第４章

1. AAGP (American Association for Geriatric Psychiatry). 2001. "Late Life Depression." *Fact Sheet.*
2. ——. N.d. "Depression in Late Life: Not a Natural Part of Aging." http://www.gmhfonline.org/gmhf/consumer/factsheets/depression_latelife.html (accessed May 9, 2008).
3. Abeloos, J., G. Rolly, J. Timperman, and A. Watson. 1985. "Anaesthetic and Medicolegal Problems in Patients Intoxicated by Alcohol." *Medicine, Science and the Law* 25: 131-35.
4. Atkinson, R.M., R.L. Tolson, and J.A. Turner. 1990. "Late versus Early Onset Problem Drinking in Older Men." *Alcoholism: Clinical and Experimental Research* 14, no.4: 574-79.
5. Bartels, S.J., F.C. Blow, L.M. Brockmann, and A.D. Van Citters. 2005. "Substance Abuse and Mental Health among Older Americans: The State of the Knowledge and Future Directions." Report prepared for Older American Substance Abuse and Mental Health Technical Assistance Center/Substance Abuse and Mental Health Services. August 11. http://www.samhsa.gov/OlderAdultsTAC/SA_MH_%20AmongOlderAdultsfinal102105.pdf (accessed November 2, 2006).
6. Bucholz, K.K., V.M. Hesselbrock, J.J. Shayka, J.I. Nurnberger, M.A. Schuckit, I.

Schmidt, and T. Reich. 1995. "Reliability of Individual Diagnostic Criterion Items for Psychoactive Substance Dependence and the Impact on Diagnosis." *Journal of Studies on Alcohol* 56: 500-505.

7. Browne, J.P., V.A. O'Doherty, and H.M. McGee. 1997. "General Practitioner and Public Health Nurse Views of Nutritional Risk Factors in the Elderly." *Irish Journal of Medicine and Science* 166, no. 1: 23-25.
8. Center for Substance Abuse Treatment. 1998. "Substance Abuse: Older Adults at Serious Risk." Press release. May 7. http://www.jointogether.org/news/research/pressreleases/1998/substance-abuse-older-adults.html (accessed August 24, 2006).
9. Chen, J.H., A.J. Bierhals, H.G. Prigerson, S.V. Kasl, C.M. Mazure, and S. Jacobs. 1999. "Gender Differences in the Effects of Bereavement-Related Psychological Distress in Health Outcomes." *Psychological Medicine* 29, no.2: 367-80.
10. Conwell, Y. 2001. "Suicide in Later Life: A Review and Recommendations for Prevention." *Suicide and Life Threatening Behavior* 31, suppl.: 32-47.
11. Conwell, Y., and D. Brent. 1995. "Suicide and Aging: Patterns of Psychiatric Diagnosis." *International Psychogeriatrics* 7, no.2: 149-64.
12. Coupland, N., J. Coupland, and H. Giles. 1988. "Elderly Self-Disclosure: Interactional and Intergroup Issues." *Language and Communication* 8: 109-31.
13. Edwards, R. 1985. "Anaesthesia and Alcohol." *British Medical Journal* 291: 423-24.
14. FDA (Food and Drug Administration). 2003. *Federal Consumer Information Center* (September).
15. Fraser, A.G. 1997. "Pharmacokinetic Interactions between Alcohol and Other Drugs." *Clinical Pharmacokinetics* 33: 79-90.
16. Gallo, J.J., S.D. Ryan, and D. Ford. 1999. "Attitudes, Knowledge, and Behavior of Family Physicians regarding Depression in Late Life." *Archives of Family Medicine* 8, no.3 (May/June): 249-56.
17. Gambert, S.R., and K.K. Katsoyannis. 1995. "Alcohol-Related Medical Disorders of Older Heavy Drinkers." In *Alcohol and Aging,* edited by Thomas Beresford and Edith Gomberg, 70-81. New York: Oxford University Press.
18. Harman, J.S., S. Crystal, and J. Walkup. 2003. "Trends in Elderly Patients' Office Visits for the Treatment of Depression according to Physician Specialty: 1985-1999." *Springerlink* 30, no.3 (July). www.springerlink.com/content/ax74k27413010w55 (accessed January 27, 2006).
19. Hasin, D., M. Weissman, and C. Mazure. 2005. "Depression Common among Baby Boomers." *Archives of General Psychiatry* (October).
20. HHS (US Department of Health and Human Services). 2007. "Health Information for Older Adults." http://www.cdc.gov/aging/info.htm (accessed June 3, 2008).
21. Husaini, B.A. 1997. "Predictors of Depression among the Elderly: Racial Differences over Time." *American Journal of Orthopsychiatry* 67, no.1: 48-58.
22. Hylek, E.M., H. Heiman, and S.J. Skates. 1998. "Acetaminophen and Other Risk Factors for Excessive Warfarin Anticoagulation." *Journal of the American Medical Association* 279, no.9 (March 4): 657-62.
23. James, R.T. 2005. "Clinical Practice Guidelines Give Little Guidance for Care of Older Patients." Editorial. *Archives of Internal Medicine* (August).
24. Jankowiak, J. 2002. "Depression May Be Another Risk for Alzheimer's Dementia: Your Doctor Can Help." *Neurology* 69: E4-E5 (accessed June 3, 2008).
25. Jeste, D. 2003. "Depression in Older Persons." *National Alliance on Mental Illness.* May.
26. Joseph, C.L. 1997. "Misuse of Alcohol and Drugs in the Nursing Home." In *Older Adults' Misuse of Alcohol, Medicines, and Other Drugs: Research and Practice Issues*, edited by Anne M. Gurnack, 228-54. New York: Springer.
27. Kurlowicz, L.H. 2003. "Depression."

GeroNurse Online. http://www.geronurseonline.org/index.cfm?secuon_id=35&geriatric_topic_id=15&sub_section_id=98&page_id=224&tab2 (accessed September 24, 2006).

28. Kurlowicz, L.H., and NICHE Faculty. 1999. "Depression in Elderly Patients." In *Geriatric Nursing Protocols for Best Practice,* edited by I. Abraham, M.M. Bottrell, T. Fulmer, and M.D. Mezey, 111-30. New York: Springer.

29. Larsen, P.D., and J.L. Martin. 1999. "Polypharmacy and Elderly Patients." *Association of Operating Room Nurses Journal* 69, no.3: 619-28.

30. Lebowitz, B.D., J.L. Pearson, and L.S. Schneider. 1997. "Diagnosis and Treatment of Depression in Late Life. Consensus Statement Update." *Journal of the American Medical Association* 278, no.14: 1186-90.

31. Leonard, R. 2006."Depression Triples the Likelihood That a Nursing Home Resident with Dementia Will Be Physically Aggressive." *Archives of Internal Medicine*(June 26).

32. Levine, N. 1997. "Pruritic Rash of the Hands and Feet." *Geriatrics* 52, no.6: 29.

33. Liberto, J.G., D.W. Oslin, and P.E. Ruskin. 1992. "Alcoholism in Older Persons: A Review of the Literature." *Hospital and Community Psychiatry* 43: 975-84.

34. Little, J.T., C.F. Reynolds, M.A. Dew, E. Frank, A. Begley, M. Miller, C. Cornes, S. Mazumdar, J. Perel, and D. Kupfer. 1998. "How Common Is Resistance to Treatment in Recurrent, Nonpsychotic Geriatric Depression?" *American Journal of Psychiatry* 155, no.8: 1035-38.

35. MacNair, T. 2006. "Depression in Elderly People." BBC Health. February 1. http://www.bbc.co.uk/health/conditions/depressionelderlyl.shtml (accessed March 4, 2006).

36. Marom, E.M., H.P. McAdams, J.J. Erasmus, and P.C. Goodman. 1999. "The Many Faces of Pulmonary Aspiration." *American Journal of Roentgenolgy* 172: 121-28.

37. Merck. 1999. *Merck Manual of Diagnosis and Therapy*. 17th ed. Edited by Mark H. Beers and Robert Berkow. Whitehouse Station, NJ: Merck & Co.

38. ——. 2000. *Merck Manual of Geriatrics.* 3rd ed. Chapter 33, "Depression." http://www.merck.com/mrkshared/mmg/sec4/ch33/ch33a.jsp (accessed February 23, 2007).

39. Michaelson, D., C. Stratakis, L. Hill, J. Reynolds, E. Galliven, G. Chrousos, and P. Gold. 1999. "Bone Mineral Density in Women with Depression." *New England Journal of Medicine* 335: 1176-80.

40. Miniño, A.M., E. Arias, and K.D. Kochanek. 2002. "Deaths: Final Data for 2000." *National Vital Statistics Reports* 50, no.15.

41. Mor, V., C.A. McHorney, and S. Sherwood. 1986. "Secondary Morbidity among the Recently Bereaved" *American Journal of Psychiatry* 143: 158-63.

42. Morales, K., M. Wittink, C. Datto, S. DiFilippo, M. Cary, T. TenHave, and I.R. Katz. 2006. "Simvastatin Causes Changes in Affective Processes in Elderly Volunteers." *Journal of the American Geriatrics Society* 54: 70-76.

43. Moscicki, E.K. 2001. "Epidemiology of Completed and Attempted Suicide: Toward a Framework for Prevention." *Clinical Neuroscience Research* 1: 310-23.

44. Neel, A.M. 1996. "Comorbid Disorders: Anxiety and Depression in the Nursing Home Resident." *Journal of the American Society of Consultant Pharmacists* 11, suppl. 4.

45. NIA (National Institute on Aging). 1999. "Diversity in Medication Use and Outcomes in Aging Populations." Pa. no.PA-99-097, May 7.

46. NIAAA (National Institute on Alcohol Abuse and Alcoholism). 1998. "Drinking in the United States: Main Findings from the 1992 National Longitudinal Alcohol Epidemiologic Survey (NLAES)." Pub. no. 99-3519.

47. NIH (National Institutes of Health). 1991. "Diagnosis and Treatment of Depression in Late Life." NIH Consensus Development Conference Statement, November 4-6. http://consensus.nih.gov/1991/1991DepressionLateLife086html.htm (accessed May 9, 2008).

48. NIMH (National Institute of Mental Health). 2003. "Older Adults: Depression and Suicide Facts." Pub. no.03-4593, revised May 2003. http://www.nimh.nih.gov/publicat/elderlydepsuicide.cfm (accessed March 23, 2005).

49. OSP (Office of Statistics and Programming), NCIPC (National Center for Injury Prevention and Control), and CDC (Centers for Disease Control and Prevention). "Web-Based Injury Statistics Query and Reporting System." (WISQARSTM) http://www.cdc.gov/ncipc/wisqars/default.htm (accessed April 2, 2005).

50. Peterson, M.G., J.P. Allegrante, A. Augurt, L. Robbins, C.R. Mackenzie, and C.N. Cornell. 2000. "Major Life Events as Antecedents to Hip Fracture." *Journal of Trauma-Injury Infection & Critical Care* 48, no.6 (June): 1096-1100.

51. Pies, R., and D. Rogers. 2005. "The Recognition and Treatment of Depression: A Review for the Primary Care Clinician." *Medscape*. September 30. http://www.medscape.com/viewprograxn/4572 (accessed March 10, 2006).

52. Prigerson, H.G., A.J. Bierhals, S.V. KasI, C.F. Reynolds Ⅲ, M.K. Shear, N. Day, L.C. Beery, J.T. Newsom, and S. Jacobs. 1997. "Traumatic Grief as a Risk Factor for Mental and Physical Morbidity." *American Journal of Psychiatry* 154: 616-23.

53. Reed S. 2007. "Older Adults and Prescription Drug Abuse: An Emerging Public Policy Issue." Paper presented at the annual meeting of the Midwest Political Science Association Online. April. www.allacademic.com/meta/pl98758_index.html (accessed April 23, 2008).

54. Reynolds, C.F., E. Frank, J.M. Perel, S.D. Imber, C. Cornes, M.D. Miller, S. Mazumdar, P.R. Houck, M.A. Dew, J.A. Stack, B.G. Pollock, and D.J. Kupfer. 1999. "Nortriptyline and Interpersonal Psychotherapy as Maintenance Therapies for Recurrent Major Depression: A Randomized Controlled Trial in Patients Older Than 59 Years." *Journal of the American Medical Association* 281, no.1: 39-45.

55. Ross, H. 2000. "Recognizing and Treating Depression in Older Adults: Closing the Gap, Growing Older." Office of Minority Health Resource Center, US Department of Health and Human Services. May.

56. Rupke, S., D. Blecke, and M. Renfrow. 2006. "Cognitive Therapy for Depression." *American Family Physician* 73, no.1 (January 1). http://www.aafp.org/afp/20060101/83.html (accessed March 10, 2006).

57. Schultz, S. 2005. "Mental Illness in Older. Adults: Effective Treatments." Outreach Partnership Program 2005, annual meeting. April 1. http://www.nimh.nih.gov/health/outreach/partnership-program/meetings/2005/mental-illness-in-older-adults-effective-treatments.shtml (accessedMay 9, 2008).

58. SDCHIP (San Diego Community Health Improvement Partners). 2001. "Depression: The Invisible Culprit" San Diego Community Health Needs Assessment 2001. http://www.sdchip.org/work_teams/wt_na/wt?_na_pdfs/F-depression%20edited.pdf (accessed March 8, 2006).

59. SG (Surgeon General). 1999. *Mental Health: A Report of the Surgeon General — Executive Summary*. Rockville, MD: US Department of Health and Human Services, Substance Abuse and Mental Health Services Administration, Center for Mental Health Services, National Institutes of Health, National Institute of Mental Health.

60. Smith, S. 1991. "What Is Stress?" *Stress Management Strategies*. Fact sheet HE-2089. Florida Cooperative Extension Service. November.

61. Stewart, W.F., J.A. Ricci, E. Chee, S.R. Hahn, and D. Morganstein. 2003. "Cost of Lost Productive Work Time among US Workers with Depression." *Journal of the American Medical Association* 289: 3135-44.

62. Van Exel, E., R.G. Westendorp, M.L. Stek, W. van Tilburg, A.T.F. Beekman, and A.J.M. de Craen. 2001. "Patients with Late-Onset Depression Have Poor Cognitive Function at

Old Age." *Journal of the American Geriatric Society* 49, no.2: 245-63.

63. Zubenko, G.S. 2001. "Recurrent Major Depression Involves Significant Genetic, Environmental Impact on Family Members." *American Journal of Medical Genetics.* http://www.pslgroup.com/dg/205bda.htm (accessed April 4, 2007).

第 5 章

1. AA (Alzheimer's Association). 2007. "Alzhejmer's Disease Prevalence Rates Rise to More than Five Million in the United States." *Alzheimer News.* March 20. http://www.alz.org/news_and_events_rates_rise.asp (accessed March 22, 2007).
2. AoA (Administration on Aging). 2004. *Caregivers Handbook.* US Administration on Aging.
3. Bayer, A.H., and L. Harper. 2000. "Fixing to Stay: A National Survey on Housing and Home Modification Issues." AARP. May. http://www.aarp.org/research/reference/publicopinions/aresearch-import-783.html (accessed May 9, 2008).
4. Bond, J.T., C. Thompson, E. Galinsky, and D. Prottas. 2002. "Executive Summary, Highlights of the National Study of the Changing Workforce." Families and Work Institute, New York. http://www.familiesandwork.org/summary/nscw2002.pdf (accessed March 8, 2006).
5. Brodaty, H., and L.F. Low. 2003. "Aggression in the Elderly." *Journal of Clinical Psychiatry* 64, suppl. 4: 36-43.
6. Burke, J.R., and J.C. Morgenlander. 1999. "Managing Common Behavioral Problems in Dementia. How to Improve Quality of Life for Patients and Families." *Postgraduate Medicine Online* 106, no.5 (October 15). http://www/postgradmed.com/issues/1999/10_15_99/morgenlander.shtml (accessed October 15, 1999).
7. Carrillo, M. 2005. Director, medical and scientific affairs, Alzheimer's Association, Chicago; C. Milher, chief executive officer, International Council on Aging, Vancouver, British Columbia. *Lancet.* December 17.
8. CDC (Centers for Disease Control and Prevention). 2000. "The Costs of Fall Injuries among Older Adults." January 27. http://www.cdc.gov/ncipc/factsheets/fallcost.htm (accessed May 9, 2008).
9. Covinsky, K.E., R. Newcomer, P. Fox, J. Wood, L. Sands, K. Dane, and K. Yaffe. 2003. "Patient and Caregiver Characteristics Associated with Depression in Caregivers of Patients with Dementia." *Journal of General Internal Medicine* 18, no.12 (December): 1006-14.
10. FCA (Family Caregiver Alliance). 2006. "Support for Working Family Care-givers: Paid Leave Policies in California and Beyond."June. http://www.caregiver.org/caregiver/jsp/content_node.jsp?nodeid=1679 (accessed May 20, 2008).
11. GAO (General Accounting Office). 1994. "Long-Term Care: Diverse, Growing Population Includes Millions of Americans of All Ages." Report to Congressional requesters. GAO/HEHS 95-26. http://www.gao.gov/archive/1995/he95026.pdf (accessed March 8, 2006).
12. HHS (US Department of Health and Human Services). 2005. *Women's Health USA 2005.* US Department of Health and Human Services, Health Resources and Services Administration. Rockville, MD: US Department of Health and Human Services. http://mchb.hrsa.gov/whusa_05/pages/0303hcwc.htm (accessed May 10, 2008).
13. HRI (Human Resource Institute). 2000. "Measuring the Impact of Care-giving Responsibilities in the Labor Force: Employer Perspective." www.ncoa.org/Downloads/Employee%20Caregiver%20Presentation.ppt (accessed March 8, 2006).
14. IOM (Institute of Medicine). 2004. "Health Literacy: A Prescription to End Confusion." Report brief. April 8.
15. Jackson, M. 2005. "Pressures of Eldercare Often Exacerbated by a Lack of Support in the

Workplace." April 10. http://www.bostonworks.boston.com/globe/balance/archives (accessed March 9, 2006).

16. Johnson, R.W., and J.M. Wiener. 2006. "A Profile of Frail Older Americans and Their Caregivers." March 1. http://www.urban.org/publications/311284.html (accessed May 9, 2008).

17. Livingston, G., K. Johnston, C. Katona, J. Paton, C.G. Lyketsos, and Old Age Task Force of the World Federation of Biological Psychiatry. 2005. "Systematic Review of Psychological Approaches to the Management of Neuropsychiatric Symptoms of Dementia." *American Journal of Psychiairy* 162, no.11 (November): 1996-2021.

18. Lynn, J., and D. Adamson. 2003. "Living Well at the End of Life. Adapting Health Care to Serious Chronic illness in Old Age." *RAND Health*. White paper, WP-137.

19. MMMI (MetLife Mature Market Institute). 1999. "The MetLife Juggling Act Study: Balancing Caregiving with Work and the Costs Involved." http://www.caregiving.org/data/jugglingstudy.pdf (accessed May 9, 2008).

20. ——. 2006. "*Metlife Caregiving Cost Study: Productivity Losses to U.S. Business.*" July. Introduction, p.5.

21. National Council on the Aging. "The Quiet Problem at Work: Business and Community Solutions for Employers and Caregivers." http://www.ncoa.org/Doenloads/Employee%20Caregiver%20Presentation.ppt (accessed May 9, 2008).

22. National Family Caregivers Association. 2000. "Random Sample Survey of Family Caregivers: Men Now Make Up 44% of the Caregiving Population." Unpublished. Summer. http://www.alsa.org/patiet/facts.cfm (accessed April 2, 2006).

23. Neal, M., and D. Wagner. 2001. "Working Caregivers: Issues, Challenges and Opportunities for the Aging Network." Issue brief for National Family Caregiver Support Program, Washington, DC.

24. O'Brian, J., L. Shomphe, and J. Caro. 2000. "Behavioral and Psychological Symptoms in Dementia in Nursing Home Residents: The Economic Implications." *International Psychogeriatrics* 12: 51-57.

25. Rasldnd, M.A. 1999. "Evaluation and Management of Aggressive Behavior in the Elderly Demented Patient." *Journal of Clinical Psychiatry* 60, suppl. 15: 45-49.

26. Samarrai, F. 2002. "Getting Older and Better." *Inside UVA Online*. November 22-December 5. http://www.virginia.edu/insideuva/2002.31/williams_mark.html (accessed March 13, 2007).

27. Schulz, R., S.H. Belle, S.J. Czaja, K.A. McGinnis, A. Stevens, and S. Zhang. 2004. "Long-Term Care Placement of Dementia Patients and Caregiver Health and Well-Being." *Journal of the American Medical Association* 292 (August 25): 961-67.

28. Spector, W. 2000. "The Characteristics of Long-Term Care Users." Agency for Healthcare Research and Quality report. November 8.

29. Stewart, J.T. 1995. "Management of Behavior Problems in the Demented Patient." *American Family Physician* (December). http://www.findarticles.com/p/articles/mi_m3225/is_n8_v52/ai_17857196 (accessed March 11, 2007).

30. Tampi, R. 2004. "Studies Point Out Risk of Depression High among Caregivers." *Healthlink*. March. http://www.ynhh.com/healthlink/mentalhealth/mentalhealth_3_04.html (accessed May 9, 2008).

31. Tennstedt, S. 1999. "Family Caregiving in an Aging Society." March 3. http://www.aoa.gov/prof/research/famcare.pdf (accessed May 10, 2008).

32. Trubo, R. 2002. "Men Are Caregivers Too." *WebMD Feature*. October 14. http://www.medicinet.com/script/main/art.asp? (accessed March 11, 2007).

33. Usita, P.M., S.S. Hall, and J.C. Davis. 2004. "Role Ambiguity in Family Caregiving." *Journal of Applied Gerontology* 23, no.1: 20-39.

34. Wagner, D. 2003. "Workplace Programs for Family Caregivers: Good Business and Good Practice." August. Family Caregiver Alliance/ National Center on Caregiving report. http://www.caregiver.org/caregiver/jsp/content/pdfs/op_2003_workplace_programs.pdf (accessed March 30, 2007).
35. Yandrick, R.M. 2001. "Elder Care Grows Up." *HR Magazine* 46, no.11 (November): 72-77.
36. Yeh, J., and S. Lo. 2004. "Living Alone: Social Support and Feeling Lonely among the Elderly." *Social Behavior and Personality* 32, no.1: 129-38.
37. Young, L. 2002. "Women and Aging: Bearing the Burden of Long-Term Care." Testimony at a joint hearing before the Special Committee on Aging and the Subcommittee on Aging. Health, Education, Labor and Pensions Committee of the US Senate. February 6.

第6章

1. AAFP (American Academy of Family Physicians). 2006. "Homocysteine." April. http://www.familydoctor.org/249.xml (accessed October 29, 2006).
2. AAGP (American Association for Geriatric Psychiatry). 2004. "Health Care Professionals: Geriatrics and Mental Health—The Facts." http://www.aagpgpa.org/prof/facts_mh.asp (accessed September 9, 2006).
3. ADA (American Dietetic Association). 2000. "Nutrition, Aging, and the Continuum of Care." *Journal of the American Dietetic Association* 100, no.5 (May): 580-95.
4. ADEAR (Alzheimer's Disease Education and Referral Center). 2006. "The Changing Brain in Alzheimer's Disease." August 29. http://w?fww.nia.nih.gov/Alzheimer/Publications/UnravelingTheMystery/Part1/ChangingBrainInAlzheimer.htm (accessed October 10, 2006).
5. Andel, R., T. Hughes, and M. Crowe. 2005. "Strategies to Reduce the Risk of Cognitive Decline and Dementia." *AgingHealth* 1, no.1 (August 1): 107-16.
6. Balaraman, R., and J. Shingala. 2002. "Molecule of the Millennium." *Indian Journal of Pharmacology* 34: 439-40. http://www.ncbi.nlm.nih.gov/entrez/query.fcgi?cmd=Retrive&db=PubMed&list_uids=10927860&dopt=Abstract (accessed May 3, 2006).
7. Bennett, D.A., J.A. Schneider, J.L. Bienias, D.A. Evans, and R.S. Wilson. 2005. "Mild Cognitive Impairment Is Related to Alzheimer Disease Pathology and Cerebral Infarctions." *Neurology* 64, no.5 (March 8): 834-41.
8. Benton, D., and P.Y. Parker. 1998. "Breakfast, Blood Glucose, and Cognition."*American Journal of Clinical Nutrition* 67: 772S-78S.
9. Blasko, D. 2005. "Why Do We Forget?" *Research Penn State.* August 15. http://www.rps.psu.edu/probing/forget.html (accessed October 3, 2006).
10. Blasko, D.G., and M.D. Hall. 1998. "Influence of Prosodic Boundaries on Comprehension of Spoken English Sentences." *Perception and Motor Skills* 87, no.1 (August): 3-18.
11. Brown, A.S. 1991. "A Review of the Tip-of-the-Tongue Experience." *Psychological Bulletin* 109, no.2 (March): 204-23. http://www.ncbi.nlm.nih.gov/entrez/quwry.fcgi?cmd=Retrieve&db=PubMEd&list_uids=2034750&dopt=Abstract (accessed October. 4, 2006).
12. Brunson, K., M. Eghbal-Abmadi, R. Bender, and Y. Chen. 2001. "Brain Hormone May Hold Key to Memory Loss, Impaired Cognition, Caused by Unusual Stress during Infancy." News release. UCI Medical Center, University of California, Irvine. July 9. http://www.ucihealth.com/News/Releases/BrainHormone.htm (accessed September 22, 2006).
13. Caballero, J., and M. Nahata. 2004. "Do Statins Slow Down Alzheimer's Disease? A Review." *Journal of Clinical Pharmacy and Therapeutics* 29, no.3: 209-13.
14. Caprini,S., D. de Ronchi, A.R. Atti, M. Ujkaj, M. Morri, E. Dalmonte, A. Karp, and L. Fratiglioni. 2006. "Mental Activity and

Dementia Risk." *Alzheimer's & Dementia* 2, no.3 suppl. 1: S566 (abstract P4-170).

15. CDC (Centers for Disease Control and Prevention). 2006. "Healthy Aging, Preventing Disease and Improving Quality of Life among Older Americans."

16. Clarke, R. 2006. "Vitamin B12, Folate and the Prevention of Dementia." *New England Journal of Medicine* 354 (June 29): 2817-19.

17. Clarkson, T.W. 2003. "The Toxicology of Mercury: Current Exposures and Clinical Manifestations." *New England Journal of Medicine* 349, no.18 (October 30): 1731-37.

18. Cohen, R.A., S. Grieve, K. Hoth, R.A. Paul, L. Sweet, D. Tate, J. Gunstad, L. Stroud, J. McCaffrey, B. Hitsman, R. Niaura, R. Clark, A. MacFarlane, R.A. Bryant, B. Gordon, and L.M. Williams. 2006. "Early Life Stress and Morphometry of the Adult Anterior Cingulate Cortex and Caudate Nuclei." *Biological Psychiatry* 59, no.10 (May 15): 975-82.

19. Cowan, N. 2001. "The Magical Number 4 in Short-Term Memory: A Reconsideration of Mental Storage Capacity." *Behavioral and Brain Sciences* 24: 87-185.

20. Craft, S., J. Newcomer, S. Kanne, S. Dagogo-Jack, P. Cryer, Y. Sheline, J. Luby, A. Dagogo-Jack, and A. Alderson. 1996. "Memory Improvement Following Induced Hyperinsulinemia in Alzheimer's Disease." *Neurobiology of Aging* 17: 123-30.

21. Dark-Freudeman, A., R.L. West, and K.M. Viverito. "Future Selves and Aging: Older Adults'Memory Fears." *Educational Gerontology* 36, no.2 (February 2006): 85-109.

22. Deschamps, V., P. Barberger-Gateau, E. Peuchant, and J.M. Orgogozo. 2001. "Nutritional Factors in Cerebral Aging and Dementia: Epidemiological Arguments for a Role of Oxidative Stress." *Neuroepidemiology* 20, no.1 (February): 7-15.

23. Elias, M., L. Sullivan, R. D'Agostino, P. Elias, P. Jacques, J. Selhub, S. Seshadri, R. Au, A. Beiser, and P. Wolf. 2005. "Homocysteine and Cognitive Performance in the Frarningham Offspring Study: Age Is Important." *American Journal of Epidemiology* 162, no.7 (October 1).

24. Engelhart, M.J., M.I. Geerlings, A. Ruitenberg, J.C. Van Swieten, A. Hofman, J.C. Witteman, and M. M. Breteler. 2003. "Diet and the Risk of Dementia: Does Fat Matter? The Rotterdam Study." *Neurology* 60, no.12 (June 24): 2020-21.

25. English, T. 2006. "Aging Well: Eating Right Is Worth the Effort." *Facts of Life: Issue Briefings for Health Reporters* 11, no.7 (July).

26. Friedland, R.P., T. Fritsch, K.A. Smyth, E. Koss, A.J. Lerner, C.H. Chen, G.J. Petot, and S.M. Debanne. 2001. "Patients with Alzheimer's Disease Have Reduced Activities in Midlife Compared with Healthy Control-Group Members." *Proceedings of the National Academy of Sciences of the USA* 98: 3440-45.

27. Gatz, M. 2005. "Educating the Brain to Avoid Dementia: Can Mental Exercise Prevent Alzheimer's Disease?" *Public Library of Science, Medicine* 2, no.1 (January). http://www.medicine.plosjournals.org (accessed September 21, 2006).

28. Giurgea, C.E. 1973. "The Nootropic Approach to the Pharmacology of the Integrative Activity of the Brain." *Conditional Reflex* 8: 108-15.

29. Goodwin, J.S., J.M. Goodwin, and P.J. Garry. 1983. "Association between Nutritional Status and Cognitive Functioning in a Healthy Elderly Population." *Journal of the American Medical Association* 249: 2917-21.

30. Griffin, K. 2005. "You're Wiser Now: A New Look at the Surprising Resilience and Growth Potential of the Human Brain." AARP. October. http://www.aarpmagazine.org/health/youre_wiser_now.html (accessed October 1, 2006).

31. Hall, C.B., J. Verghese, C.A. Derby, M. Katz, H. Buschke, G. Kuslansky, and R. Lipton. 2006. "Higher Educational and Occupational Achievement Are Associated with More Rapid Memory Decline in Preclinical Alzheimer's Disease: Evidence for Cognitive Reserve." *Alzheimer's & Dementia* 2, no.3, suppl. 1: S19.

32. Helmuth, L. 1999. "Neural Teamwork May Compensate for Aging." *Science News*. April.
33. Hitti, M. 2006. "Diet, Exercise May Fend Off Dementia." WebMD. July 18. http://www.webmd.com/alzheimers/news/20060718/diet-exercise-dementia (accessed May 12, 2008).
34. Jick, H., G.L. Zornberg, S.S. Jick, S. Seshadri, and D.A. Drachman. 2000. "Statins and the Risk of Dementia." *Lancet* 356: 1627-31.
35. Juan, D., D.H. Zhou, J. Li, J.Y. Wang, C. Gao, and M. Chen. 2004. "A 2-Year Follow-Up Study of Cigarette Smoking and Risk of Dementia." *European Journal of Neurology* 11, no.4 (April): 277-82.
36. Kalmijn, S., L.J. Launer, A. Ott, J.C. Witteman, A. Hofman, and M.M. Breteler. 1997. "Dietary Fat Intake and the Risk of Incident Dementia in the Rotterdam Study." *Annals of Neurology* 42: 776-82.
37. Kesler, S.R., H.F. Adams, C.M. Blasey, and E.D. Bigler. 2003. "Premorbid Intellectual Functioning, Education, and Brain Size in Traumatic Brain Injury: An Investigation of the Cognitive Reserve Hypothesis." *Applied Neuropsychology* 10: 153-62.
38. King, D.S., A.J. Wilburn, M.R. Wofford, T.K. Harrell, B.J. Lindley, and D.W. Jones. 2003. "Cognitive Impairment Associated with Atorvastatin and Simvastatin."*Pharmacotherapy* 23, no.12 (December): 1663-67.
39. Kivipelto, M., T. Ngandu, T. Laatikainen, B. Winblad, H. Soininen, and J. Tuomilehto. 2006. "Risk Score for the Prediction of Dementia Risk in 20 Years among Middle-Aged People: A Longitudinal, Population-Based Study." *Lancet Neurology* 5, no.9 (September): 735-41.
40. Kotulak, R. 1997. *Inside the Brain: Revolutionary Discoveries of How the Mind Works*. Kansas City, MO: Anreas and McMeely.
41. Koudinov, A.R., and N.V. Koudinova. 2001. "Brain Cholesterol Pathology Is the Cause of Alzheimer's Disease." *Therapeutics*. June. http://www.clinmed.netprints.org/cgi/content/full/2001100005v1 (accessed November 29, 2006).
42. Kuhn, H.G., T.D. Palmer, and E. Fuchs. 2001. "Adult Neurogenesis: A Compensatory Mechanism for Neuronal Damage." *European Archives of Psychiatry and Clinical Neuroscience* 251, no.4 (August): 152-58.
43. Laitinen, M.H., E.-L. Helkala, U. Uusitalo, T. Ngandu, S. Rovio, M. Viitanen, A. Nissinen, J. Tuomilehto, H. Soininen, and M. Kivipelto. 2004. "Midlife Dietary Fats and the Risk of Late-Life Dementia: A Population-Based Study." *Neurobiology of Aging* 25: 399.
44. Lothian, K., and I. Philp. 2001. "Care of Older People: Maintaining the Dignity and Autonomy of Older People in the Healthcare Setting." *British Medical Journal* 322 (March 17): 668-70.
45. Mattson, M.P. 2000. "Existing Data Suggest That Alzheimer's Disease Is Preventable." *Annals of the New York Academy of Sciences* 924: 153-59.
46. McFarlane, A. 2005. "The Impact of Early Life Stress on Psychophysiological Personality and Behavioral Measures in 740 Non-clinical Subjects." *Journal of Integrative Neuroscience* 4, no.1 (March): 27-40. http://www.ncbi.nlm.nih.gov/pubmed/16O35139 (accessed May 12, 2008).
47. McMahon, J., T.J. Green, C.M. Skeaff, R.G. Knight, J.I. Mann, and S.M. Williams. 2006. "A Controlled Trial of Homocysteine Lowering and Cognitive Performance." *New England Journal of Medicine* 354, no.26 (June 29): 2764-72.
48. Miller, G. 1956. "The Magical Number Seven, Plus or Minus Two: Some Limits on Our Capacity for Processing Information." *Psychological Review* 63, no.2 (March): 81-97.
49. Miller, K. 2001. "Cholesterol — Don't Think without It: Heart Clogger Helps Neurons Connect." *Science SAGE KE*. November 14. http://www.sageke.sciencemag,org/cgi/content/abstract/sageke;2001/7/nw26 (accessed September 27, 2006).
50. Mitka, M. "Aging Patients Are Advised

'Stay Active to Stay Alert.'" *Journal of the American Medical Association* 285: 2437-38.

51. Morley, J.E. 1997. "Anorexia of Aging: Physiologic and Pathologic." *American Journal of Clinical Nutrition* 66 (1997): 760-73.

52. ——. 2000. "Diabetes Mellitus: A Major Disease of Older Persons." *Journal of Gerontology* 55: M255-56.

53. ——. 2001. "Food for Thought." *American Journal of Clinical Nutrition* 74, no.5 (November): 567-68.

54. Morris, M. 2006. "Good Fat, Bad Fat: The Facts about Omega-3." *Archives of Neurology* 63 (November): 1527-28.

55. NIA (National Institute on Aging). 2002. "Health Quackery: Spotting Health Scams." *Age Page*. September.

56. ——. 2006. "Can Alzheimer's Disease Be Prevented?" *National Institute on Aging/ Alzheimer's Disease Education and Referral Center.* http://www.nia.nih.gov/Alzheimers/ Piblications/ADPrevented/chap01.htm (accessed September 24, 2006).

57. NIH (National Institutes of Health). 2001. Cognitive and Emotional Health: The Healthy Brain Workshop. National Institute Neurological Disorders and Stroke (NINDS), National Institute of Mental Health (NIMH), and National Institute of Aging (NIA). July 9-10.

58. ——. 2006. "Genes, Lifestyles, and Crossword Puzzles: Can Alzheimer's Disease Be Prevented?" Pub, no.06-5503. June.

59. Nussbaum, P. 2005. "Ten Tips for Maintaining Brain Health." *MetLife Mature Market Institute.* November. http://www.findarticles.com/p/articles/mi_m0EIN/is_2005?Nov_16/ai_n15800027 (accessed September 16, 2006).

60. OASIS. 2004. "Feed Your Brain." http://www.oasisnet.org/learn/h_brain.htm (accessed April 6, 2006).

61. Ott, A., A.J. Slooter, and A. Hofman. 1998. "Smoking and Risk of Dementia and Alzheimer's Based Cohort Study: The Rotterdain Study." *Lancet* 351 (June 30): 1840-43.

62. Passmore, P., R. Bullock, B. McGuinness, and S. Todd. 2006. "Blood Pressure Lowering in Patients without Prior Cerebrovascular Disease for Prevention of Cognitive Impairment and Dementia." *Hypertension News* 4.

63. Ranpura, A. 2000. "How We Remember and Why We Forget." *Brain Connection*. June. http://www.brainconnection.com/topics/?main=fa/memory-formation (accessed October 1, 2006).

64. Rea, T., J.C. Breitner, and B.M. Psaty. 2005. "Statin Use and the Risk of Incident Dementia: The Cardiovascular Health Study." *Archives of Neurology* 62, no.7 (July): 753-57.

65. Saxe, S., M. Wekstein, R. Kryscio, R. Henry, C, Cornett, D. Snowdon, F. Grant, F. Schmitt, S. Donegan, D. Wekstein, W. Ehmann, and W. Markesbery. 1999. "Alzheimer's Disease, Dental Amalgam, and Mercury." *Journal of the American Dental Association* 130, no.2 (February): 191-99.

66. Scarmeas, N., S. Levy, M.-X. Tang, J. Manly, and Y. Stern. 2001. "Influence of Leisure Activity on the Incidence of Alzheimer's Disease." *Neurology* 57: 2236-42.

67. Scarmeas, N., and Y. Stern. 2003. "Cognitive Reserve and Lifestyle." *Journal of Clinical and Experimental Neuropsychology* 25, no.5: 625-33.

68. Schaefer, B. 2006. "Good Fat, Bad Fat: The Facts about Omega-3." *Archives of Neurology* 63 (November): 1545-50.

69. Schaie, K.W. 2005. *Developmental Influences on Adult Intellectual Development The Seattle Longitudinal Study.* New York: Oxford University Press.

70. Scott, H.D., and K. Laake. 2006. "Statins for the Prevention of Alzheimer's Disease." *Cochrane Library* 3.

71. SG (Surgeon General). 1999."Mental Health: A Report of the Surgeon General—Executive Summary." Rockville, MD. US Department of Health and Human Services, Substance Abuse and Mental Health Services Administration, Center for Mental Health Services, National Institutes of Health, National Institute of Mental Health, 1999.

72. Small, G.W. 2002: "What We Need to Know

about Age-Related Memory Loss." *British Medical Journal* 324: 1502-1505.
73. Smith, A.P., R. Clark, and J. Gallagher. 1999. "Breakfast Cereal and Caffeinated Coffee: Effects on Working Memory, Attention, Mood and Cardiovascular Functioning." *Physiology & Behaviour* 1: 9-17.
74. Solfrizzi, V., F. Panza, F. Torres, F. Mastroianni, A. Del Parigi, A. Venezia, and A. Capurso. 1999. "High Monounsaturated Fatty Acids Intake Protects against Age-Related Cognitive Decline." *Neurology* 52: 1563-69.
75. Springer, M.V., A.R. McIntosh, G. Winocur, and C.L. Grady. 2005. "The Relation between Brain Activity during Memory Tasks and Years of Education in Younger and Older Adults." *Neuropsychology and Aging* 19, no.2 (March): 181-92.
76. Staff, R.T., A.D. Murray, I.J. Deary, and L.J. Whalley. 2004. "What Provides Cerebral Reserve?" *Brain* 127, no.5 (2004): 1191-99.
77. Stern, Y. 2002. "What Is Cognitive Reserve? Theory and Research Application of the Reserve Concept." *Journal of the International Neuropsychological Society* 8, no.3 (March): 448-60.
78. ——. 2004. "Complex Brain Circuits May Protect against Alzheimer's." *In Vivo* 3, no.12 (November/December). http://www.cumc.columbia.edu/news/in-vivo/Vol3_Iss11_nov_dec_04/index.html (accessed September 19, 2006).
79. Stern, Y., C. Habeck, J. Moeller, N. Scarmeas, K.E. Anderson, H.J. Hilton, J. Flynn, H. Sackeim, and R. van Heertum. 2005. "Brain Networks Associated with Cognitive Reserve in Healthy Young and Old Adults." *Cerebral Cortex* 15: 394-402.
80. Travis, J. 2001. "Cholesterol Enables Nerve Cells to Connect." *Science News* 160, no.20 (November 17). http://www.sciencenews.org/articles/20011117/fob3.asp (accessed September. 27, 2006).
81. *Tufts Health & Nutrition Letter.* 2005. "Getting Smart about Alzheimer's: Scientists Find Clues in What We Eat, How Much Exercise We Get and What Medicines We Take." May. http://www.healthletter.tufts.edu/issues/2005-05/alzheimers.html (accessed May 13, 2008).
82. Valenzuela, M., and P. Sachdev. 2006. "Brain Reserve: The Impact of Complex Mental Activity on Dementia Incidence, Cognitive Decline and Hippocampal Structure and Function." *Alzheimer's & Dementia* 2, no.3, suppl. 1: S1676-8.
83. Vockell, E.L. 2006. "Forgetting." http://www.education.calumet.purdue.edu/vockell/EdPsyBook/Edpsy6/edpsy6_forgetting.htm (accessed October 9, 2006).
84. Waugh, N.C., and D.A. Norman. 1965. "Primary Memory." *Psychological Review* 72, no.2: 89-104.
85. Whalley, L.J., I.J. Deary, C.L. Appleton, and J.M. Starr. 2004. "Cognitive Reserve and the Neurobiology of Aging." *Ageing Research Reviews* (November): 369-82.
86. Willis, S.L. 1990. "Current Issues in Cognitive Training Research." In *Aging and Cognition: Mental Processes, Self-Awareness and Interventions*, edited by Eugene A. Lovelace, 263-80. Amsterdam: North-Holland Press.
87. Woodward, M., H. Brodaty, M. Budge, G. Byrne, L. Flicker, J. Hecker, and S. Velandai. 2005. "Dementia: Can It Be Prevented?" Alzheimer's Australia Position Paper Number 6. August. http://www.alzheimers.org.au/upload/dementiapreventedsept05.pdf (accessed September 19, 2006).
88. Zandi, P., L. Sparks, A. Kachaturian, J. Tschanz, M. Norton, M. Steinberg, K.A. Weish-Bohmer, J.C. Breitner, and Cache County Study Investigators. 2005. "Do Statins Reduce Risk of Incident Dementia and Alzheimer Disease?" *Archives of General Psychiatry* 62, no.2: 217-24.

第7章

1. Adams, W.L., K. Barry, and M. Fleming. 1996. "Screenings for Problem Drinking in Older Primary Care Patients." *Journal of the*

American Medical Association 276: 1964-67.

2. AGS (American Geriatrics Society) 2001. "Guideline for the Prevention of Falls in Older Persons." *Journal of the American Geriatrics Society* 49, no.5 (May): 664-72.
3. Alexander, N. 2005. "Gait Disorders: Search for Multiple Causes." *Cleveland Clinic Journal of Medicine* 72, no.7 (July 2005): 586. http://www.ccjm.org/PDFFILES/Alexander7_05.pdf (accessed May 13, 2008).
4. Alexander, N.B. 1999. "Gait Disorders in Older Adults." *Clinical Geriatrics* 7, no.3 (March): 1070-1389. http://www.clinicalgeriatrics.com/article/1231 (accessed January 27, 2007).
5. AP (Associated Press). 2006. "Elderly Dying from Falls More Often." November 16. http://www.msnbc.msn.com/id/15753689 (accessed January 7, 2007).
6. Bakarich, A., V. McMillan, and R. Prosser. 1997. "The Effect of a Nursing Intervention on the Incidence of Older Patient Falls." *Australian Journal of Advanced Nursing* 15, no.1 (September/November): 26-31.
7. Bell, A.J., J.K. Talbot-Stern, and A. Hennessy. 2000. "Characteristics and Outcomes of Older Patients Presenting to the Emergency Department after a Fall: A Retrospective Analysis." *Medical Journal of Australia* 173, no.4: 176-77.
8. Bergland, A., G.B. Jarnlo, and K. Laake. 2003. "Predictors of Falls in the Elderly by Location." *Aging: Clinical and Experiniental Research* 15: 43-50.
9. Bergland, A., A.M. Pettersen, and K. Laake. 1998. "Falls Reported among Elderly Norwegians Living at Home." *Physiotherapy Research Interimtional* 3: 164-74.
10. Billups, S.J., D.C. Malone, and B.L. Carter. 2000. "Relationship between Drug Therapy Noncompliance and Patient Characteristics: Health-Related Quality of Life and Health Care Costs." *Pharmacotherapy* 20, no.8: 941-49.
11. Brown, J.S., E. Vittinghoff, J.F. Wyman, K.L. Stone, M.C. Nevitt, K.E. Ensrud, and D. Grady. 2001. "Urinary Incontinence: Does It Increase Risk for Falls and Fractures?" *Journal of the American Geriatrics Society* 49, no.3 (March): 336-37.
12. Brunner, L.C., L. Eshilian-Oates, and T. Y. Kuo. 2003. "Hip Fractures in Adults/Radiologic Decision-Making." *American Family Physician* (February 1). http://www.aafp.org/afp/20030201/537.html (accessed December 27, 2006).
13. Butler, R.N., R. Davis, C.B. Lewis, M.E. Nelson, and E. Strauss. 1998. "Physical Fitness: Benefits of Exercise for the Older Patient" *Geriatrics* 53, no.10: 46-62.
14. Callahan, C.M., and W.M. Tierney. 1995. "Health Services Use and Mortality among Older Primary Care Patients with Alcoholism," *Journal of the American Geriatrics Society* 43, no.12 (December): 1378-83.
15. CDC (Centers for Disease Control and Prevention). 2001. "Unintentional Injury Prevention Program." *Activity Report, 2001.* http://www.cdc.gov/ncipc/pub-res/uninternational_activity/07_state_programs.htm (accessed February 7, 2007).
16. ——. 2002. *Injury Fact Book.* http://www.cdc.gov/ncipc/factbook/15_Falls_Among_Older_Adults.htm (accessed January 9, 2007).
17. ——. 2007. "Fall Prevention Activities." http://www.cdc.gov/ncipc/duip/FallsPreventionActivity.htm (accessed March 22, 2007).
18. ——. 2005. Web-based Injury Statistics Query and Reporting System (WISQARS). http://www.cdc.gov/ncjpc/wisqars (accessed December 15, 2006).
19. Chang, J.T., S.C. Morton, L.Z. Rubenstein, W.A. Mojica, M. Maglione, M.J. Suttorp, E.A. Roth, and P.G. Shekelle. 2004. "Interventions for the Prevention of Falls in Older Adults: Systematic Review and Metaanalysis of Randomized Clinical Trials." *British Medical Journal* 328: 680.
20. Cooper, J.W. 1997. "Reducing Falls among Patients in Nursing Homes." *Journal of the American Medical Association* 278: 1742-43.
21. Cumming, R.G., M. Thomas, G. Szonyi, G. Salkeld, E. O'Neill, C. Westbury, and G.

Frampton. 1999. "Home Visits by an Occupational Therapist for Assessment and Modification of Environmental Hazards: A Randomized Trial of Falls Prevention." *Journal of the American Geriatrics Society* 47, no.12: 1397-1402.

22. Dunn, J.E., M.A. Rudberg, S.E. Furner, and C.K. Cassel. 1992. "Mortality, Disability, and Falls in Older Persons: The Role of Underlying Disease and Disability." *American Journal of Public Health* 82: 395-400.
23. Eisenberg, J. 2004. "Your Role in Fall Prevention." *Review of Optometry* (December 15): 46-50.
24. Ernst, F.R., and A.J. Grizzle. 2001. "Drug-Related Morbidity and Mortality: Updating the Cost-of-Illness Model." *Journal of the American Pharmaceutical Association* 41: 192-99.
25. Fleming, K.C., et al. 1993. "Shared Risk Factors for Falls, Incontinence, and Functional Dependence." *British Journal of General Practice* 43: 406-409.
26. FORE (Foundation for Osteoporosis Research and Education). 2007. "Osteoporosis and Osteopenia: Just the Facts." http://www.fore.org/patients/osteo_and?osteo-p2.html (accessed April 12, 2007).
27. Friedmann, P.D., L. Jin, T. Karrison, M. Nerney, D. Hayley, R. Mulliken, J. Walter, A. Miller, and M. Chin. 1999. "The Effect of Alcohol Abuse on the Health Status of Older Adults Seen in the Emergency Department" *American Journal of Drug and Alcohol Abuse* 25. http://www.questia.com/googleScholar.qst?docId=5001920818 (accessed May 13, 2008).
28. Fuller, G.F. 2000. "Falls in the Elderly." *American Family Physician* 61, no.7: 2159-68, 2173-74.
29. Genant, H.K., C. Cooper, G. Poor, et al. 1999. "Interim Report and Recommendations of the World Health Organization Task-Force for Osteoporosis." *Osteoporosis International* 10: 259-64.
30. Gill, J., J.H.J. Allum, M.G. Carpenter, M. Held-Ziolkowska, A.L. Adkin, F. Honegger, and K. Pierchala. 2001. "Trunk Sway Measures of Postural Stability during Clinical Balance Tests Effects of Age." *Journals of Gerontology Series A: Biological Sciences and Medical Sciences* 56: M438-M447.
31. Gleckman, R., and D. Hibert. 1982. "Afebrile Bacteremia. A Phenomenon in Geriatric Patients." *Journal of the American Medical Association* 248, no.12: 1478-81.
32. Greenhouse, A.H. 1994. "Falls among the Elderly." In *Clinical Neurology of Aging,* 2nd ed. Edited by M.L. Albert and J.E. Knoefel, 611-26. New York: Oxford University Press.
33. Heoing, H.M., and L.Z. Rubenstein. 1991. "Hospital Associated Deconditioning and Dysfunction." *Journal of the American Geriatrics Society* 39: 220-22.
34. HHS. (US Department of Health and Human Services). 1996. *Physical Activity and Health: A Report of the Surgeon General.* Atlanta, GA: Centers for Disease Control and Prevention, National Center for Chronic Disease Prevention and Health Promotion.
35. ——. 2004. "Bone Health and Osteoporosis: A Report of the Surgeon General."
36. Horikawa., E., T. Matsui, and H. Arai. 2005. "Risk of Falls in Alzheimer's Disease: A Prospective Study." *Internal Medicine* 44 no.7 (July): 717-21.
37. Hwang, W., W. Weller, H. Ireys, and G. Anderson. 2001. "Out-of-Pocket Medical Spending for Care of Chronic Conditions." *Health Affairs* 20, no.6 (November/December): 267-78. http://www.partnershipforsolutions.org/statistics/publications.html (accessed April 4, 2006).
38. Jackson, B. 2002. "Protecting the Elderly From Falls." *Chicago Tribune.* March 29. http://www.nsc.org/news/bj032902.htm (accessed January 21, 2007).
39. Jellinger, K.A. 2004. "Head Injury and Dementia." *Current Opinions in Neurology* 17, no.6 (December): 719-23.
40. Kiel, D.P., P. O'Sullivan, and J.M. Teno. 1991. "Mortality vs. Health Care Utilization

and Functional Status in the Aged Pollowing a Fall." *Medical Care* 29: 221-28.

41. Kutner, N., H. Barnhart, and S. Wolf. 1997. "Self-Report Benefits of Tai Chi Practice by Older Adults." *Journal of Gerontology* 52, no.5: 2422-46.

42. Leibson, C.L., A.N.A. Toteson, S.E. Gabriel, J.E. Ransom, and L.J. Melton. 2002. "Mortallty, Disability, and Nursing Home Use for Persons with and without Hip Fracture: A Population-Based Study." *Journal of the American Geriatrics Society* 50: 1644-50.

43. Li, W., T. Keegan, B. Stemfeld, S. Sidney, C. Quesenberry Sn, and 3. Kelsey. 2005. "Outdoor Falls among Middle-Aged and Older Adults: A Neglected Public Health Problem," *American Journal of Public Health* (October 21). http://www.ajph.org/cgi/content/abstract/AJPH.2005.083055v1 (accessed February 6, 2007).

44. McGowan, J. 2003. Word on Health. December. http://www.nih.gov/news/WordonHealth/dec2003/osteo.htm (accessed January 29, 2007).

45. McLaughlin, M.A., G,M. Orosz, J. Magaziner, E.L. Hannan, T. McGinn, R.S. Morrison, T. Hochman, K. Koval, M. Gilbert, and A.L. Siu. 2006. "Preoperative Status and Risk of Complications in Patients with Hip Fracture." *Journal of General Internal Medicine* 21 (March): 219-25.

46. Maki, B.E., and W.E. McIlroy. 2003. "Effects of Aging on Control of Stability." In *A Textbook of Audiological Medicine: Clinical Aspects of Hearing and Balance,* 671-90. London: Marin Dunitz Publishers.

47. Marcantonio, E.R., J.M. Flacker, R.J. Wright, and N.M. Resnick. 2001. "Reducing Delirium after Hip Fracture: A Randomized Trial." *Journal of the American Geriatrics Society* 49, no.5 (May): 516-22.

48. Merck. 2005. *Merck Manual of Geriatrics.* Chapter 20, "Falls." http://www.merck.com/mrkshared/mmg/sec2/ch20/ch20a.jsp (accessed January 29, 2007).

49. ――. *Merck Manuals Online Medical Library.* "Osteoarthritis." http://www.merck.com/mmhe/sec05/ch066/ch066a.html (accessed January 13, 2007).

50. Mortimer, J.A., L.R. French, J.T. Hutton, and L.M. Schuman. 1985. "Head Injury as a Risk Factor for Alzheimer's Disease." *Neurology* 35, no.2 (February): 264-67.

51. Mühlberg, W., and D. Platt. 1999. "Age-Dependent Changes of the Kidneys; Pharmacological Implications." *Gerontology* 45: 243-53.

52. NIAMS (National Institute of Arthritis and Musculoskeletal and Skin Diseases). 2005. "Preventing Falls and Related Fractures." http://www.niams.nih.gov/bone/hi/prevent_falls.htm (accessed February 2, 2007).

53. NIH (National Institutes of Health). 2000. "Osteoporosis Prevention, Diagnosis, and Therapy." *NIH Consensus Statement* 17: 1-45.

54. ――. 2002. National Heart Lung and Blood Institute. "New Recommendations to Prevent High Blood Pressure Issued: Additional Lifestyle Approaches Advised." October 15.

55. NOF (National Osteoporosis Foundation). 1999. "Physician's Guide to Prevention and Treatment of Osteoporosis," pp.1-9.

56. Ott, S. 2005. "Clinical Features of Osteoporosis." June 30. http://www.courses.washington.edu/bonephys/opclin.html (accessed January 8, 2007).

57. RAND. 2003. "Evidence Report and Evidence-Based Recommendations: Fall Prevention Interventions in the Medicare Population." Contract no.500-98-0281.

58. Rubenstein, L.Z. 1993. "Falls." In *Ambulatory Geriatric Care.* Edited by T.T. Yoshikawa, E.L. Cobbs, and K. Brummel-Smjth, 296-304. St.Louis: Mosby.

59. Samelson, E.J., Y. Zhang, and D.P. Kiel. 2002. "Effect of Birth Cohort on Risk of Hip Fracture: Age-Specific Incidence Rates in the Framingham Study." *American Journal of Public Health* 92, no.5: 858-62.

60. SAMHSA (Substance Abuse & Mental Health Services Administration). 2007. "Prevention of Alcohol Misuse for Older Adults." Professional Reference Series: *Alcohol Misuse*

Prevention, Volume 1. http://www.samhsa.gov/OlderAdultsTAC/docs/Alcohol_Booklet.pdf (accessed April 13, 2007).

61. Schmucker, D.L. 2001. "Liver Function and Phase 1 Drug Metabolism in the Elderly." *Drugs and Aging* 18: 837-51.
62. Scott, J.C. 1990. "Osteoporosis and Hip Fractures." *Rheumatic Diseases Clinics of North America* 1990 16, no.3: 717-40.
63. Scott, V., S. Peck, and P. Kendall. 2004. "Prevention of Falls and Injuries among the Elderly: A Special Report from the Office of the Provincial Health Officer."
64. SG (Surgeon General). 2004. *Bone Health and Osteoporosis: A Report of the Surgeon General.* Chapter 5, "The Burden of Bone Disease." http://www.surgeongeneral.gov/library/bonehealth/chapter_5.html#DirectCosts (accessed April 13, 2007).
65. Simon, J., M. Leboff, J. Wright, and J. Glowacki. 2002. "Fractures in the Elderly and Vitamin D." *Journal of Nutrition, Health and Aging* 6, no.6: 406-12.
66. Siu, A.L., J.D. Penrod, K.S. Boockvar, K. Koval, E. Strauss, and S. Morrison. 2006. "Early Ambulation after Hip Fracture: Effects on Function and Mortality." *Archives of Internal Medicine* 166 (April): 766-71.
67. Sterling, D.A., J.A. O'Connor, and J. Bonadies. 2001. "Geriatric Falls: Injury Severity Is High and Disproportionate to Mechanism." *Journal of Trauma-Injury, Infection and Critical Care* 50, no.1: 116-19.
68. Stevens, J. A., P.S. Corso, E.A. Finkelstein, and T.R. Miller. 2006. "The Costs of Fatal and Nonfatal Falls among Older Adults." *Injury Prevention* 12: 290-95.
69. Thorpe, K. 2004. "Hip Protectors to Reduce the Incidence of Hip Fractures in Older Persons." http://www.otcats.com/topics/CAT-Kathy_Thorp.pdf (accessed April 8, 2007).
70. Tinetti, M.E. 2003. "Clinical Practice. Preventing Falls in Elderly Persons." *New England Journal of Medicine* 348: 42-49.
71. Tinetti, M.E., W.L. Liu, and E.B. Claus. 1993. "Predictors and Prognosis of Inability to Get Up after Falls among Elderly Persons." *Journal of the American Medical Association* 269: 65-70.
72. Tinetti, M.E., M. Speechley, and S.F. Ginter. 1988. "Risk Factors for Falls among Elderly Persons Living in the Community." *New England Journal of Medicine* 319, no.26: 1701-1707.
73. Vellas, B.J., S.J. Wayne, L.J. Romero, R.N. Baumgartner, and P.J. Garry. 1997. "Fear of Falling and Restriction of Mobility in Elderly Fallers." *Age and Ageing* 26: 189-93.
74. Verbrugge, L.M., and L. Juarez. 2001. "Profile of Arthritis Disability." *Public Health Report* 116, suppl. 1: 157-79.
75. Volkow, N.D., G.J. Wang, H. Begleiter, R. Hitzemann, N. Pappas, G. Burr, K. Pascani, C. Wong, J. Fowler, and A. Wolf. 1995. "Regional Brain Metabolic Response to Lorazepam in Subjects at Risk for Alcoholism." *Alcoholism: Clinical and Experimental Research* 19, no.2: 510-16.
76. Weissman, D.E. 2000. "Pain Management for Patients with Late-Stage Dementia." HealthLink, Medical College of Wisconsin. http://www.healthlink.mcw.edu/article/967581724.html (accessed April 13, 2007).
77. Wolf, S.L., H.X. Barnhart, N.G. Kutner, E. McNeely, C. Coogler, and T. Xu. 1996. "Reducing Frailty and Falls in Older Persons: An Investigation of Tai Chi and Computerized Balance Training." *Journal of the American Geriatrics Society* 44, no.5: 489-97.
78. Zeeh, J., and D. Platt. 2002. "The Aging Liver: Structural and Functional Changes and Their Consequences for Drug Treatment in Old Age." *Gerontology* 48, no.3: 121-27.

第8章

1. AA (Alzheimer's Association). 2008. Glossary entry. http://www.aiz.org/carefinder/support/glossary.asp (accessed June 5, 2008).
2. AHCJ (Association of Health Care Journalists). 2002. *Covering the Quality of*

Health Care Resource — A Resource Guide for Journalists. Chapter 3, "Chronic Illness, Why It Matters: Huge Problem, Fascinating Questions." (accessed March 5, 2007).

3. AHRQ (Agency for Healthcaxe Research and Quality). 2003. "Advanced Care Planning: Preferences for Care at the End of Life." *Research in Action* 12. March.
4. American Bar Association, Division of Public Education. 2007. "Law for Older Americans: Health Care Advance Directives." http://www.abanet.org/publiced/practical/patient_self_determination_act.html (accessed March 1, 2007).
5. Broadwell, A., E.V. Boisaubin, J.K. Dunn, and H.T. Engelhardt. 1993. "Advance Directives on Hospital Admission: A Survey of Patient Attitudes." *Southern Medical Journal* 86: 165-68.
6. CDC (Centers for Disease Control and Prevention) and HHS (Department of Health and Human Services). 2007. "Aging: End of Life Issues." *January* 16.
7. Donaldson, M., and M.J. Field. 1998. "Measuring Quality of Care at the End of Life." *Archives of Internal Medicine* 158: 121-28.
8. English, D. 2001. "The Uniform Health Care Decisions Act and Its Progress in the States." *Probate and Property.* May/June; updated February 2007. http://www.abanet.org/rppt/publications/magazine/2001/01mj/0lmjenglish.html (accessed March 7, 2007).
9. FTC (Federal Trade Commission). 1994. "Facts for Business: Complying with the Funeral Rule." http://www.ftc.gov/bcp/conline/pubs/buspubs/funeral.htm#norequire (accessed March 14, 2007).
10. Hammes, B.J., and B.L. Rooney. 1998. "Death and End-of-Life Planning in One Midwestern Community." *Archives of Internal Medicine* 158: 383-90.
11. Hanson, L.C., J.A. Tulsky, and M. Danis. 1997. "Can Clinical Interventions Change Care at the End of Life?" *Annals of Internal Medicine* 126: 381-88.
12. HHS (US Department of Health and Human Services). 2003. *Characteristics of Hospice Care Discharges and Their Length of Service: United States, 2000.* National Center for Health Statistics Series report 13, no.154. http://www.cdc.gov/nchs/data/series/sr_13/sr13_154.pdf (accessed May 21, 2008).
13. Hyland, W.F., and D.S. Baime. 1976. "In Re Quinlan: A Synthesis of Law and Medical Technology." *Rutgers Camden Law Journal* 8, no.1 (Fall): 37-64.
14. Kaufman, S. 2005. Excerpt from *And a Time to Die: How American Hospitals Shape the End of Life.* www.press.uchicago.edu/Misc/Chicago/426858.html (accessed February 26, 2007).
15. Kurent, J. 2000. "Death and Dying in America: The Need to Improve End-of-Life Care." *Carolina Healthcare Business.* http://www.ahcpr.gov/clinic/ptsafety/chap49.htm (accessed April 2, 2007).
16. Lynn, J. 2000. "Learning to Care for People with Chronic Illness Facing the End of Life." *Journal of the American Medical Association* 284, no.19 (November 15): 2508-11.
17. McGlynn, E.A., S. M. Asch, and J. Adams. 2003. "The Quality of Health Care Delivered to Adults in the United States." *New England Journal of Medicine* 348, no.26 (June 26): 2635-45.
18. Momeyer, R. 1990. "Finally, Let's Admit Nancy Cruzan Is Dead." *Newsday,* April 16.
19. Morrison, R.S., E. Olson, K.R. Mertz, and D.E. Meier. 1995. "The Inaccessibility of Advance Directives on ansfer from Ambulatory to Acute Care Settings." *Journal of the American Medical Association* 274: 478-82.
20. Nolo. 2008. Glossary entry. http://www.nolo.com/definition.cfm/term/2F667CEF-AEE9-4077-BCEA63652CADFDCD.
21. Poncy, M. 2006. "Ethics and Futile Care. Program and Abstracts of the National Conference of Gerontological Nurse Practitioners 25th Annual Meeting." September 27-October 1. http://www.medscape.com/viewarticle/550278 (accessed April 2, 2007).

22. Rao, J.K., J. Alongi, L.A. Anderson, L. Jenkins, G.A. Stokes, and M. Kane. 2005. "Development of Public Health Priorities for End-of-Life Initiatives." *American Journal of Preventive Medicine* 29, no.5: 453-60.
23. Rao, J.K., L.A. Anderson, and S.M. Smith. 2002. "End of Life Is a Public Health Issue." *American Journal of Preventive Medicine* 23, no.3: 215-20.
24. Sachs, G.A., J. Shega, D. Cox-Hayley. 2004. "Barriers to Excellent End-of-Life Care for Patients with Dementia." *Journal of General Internal Medicine* 19, no.10 (October): 1057-63.
25. Schulz, R., and S.R. Beach. 1999. "Caregiving as a Risk Factor for Mortality: The Caregiver Health Effects Study." *Journal of the American Medical Association* 282, no.23: 2259-60.
26. Shojania, K.G. 2001. "Making Health Care Safer: A Critical Analysis of Patient Safety Practices. Evidence Report/Technology Assessment." *Agency for Healthcare Research and Quality.* July. http://ahrq.hhs.gov/clinic/ptsafety/chap49.htm (accessed May 14, 2008).
27. Stern, D. 2006. "Advance Care Planning: The Time Is Now." *Vital Signs.* Member Publication of the Massachusetts Medical Society. http://www.massmed.org/AM/Template.cfm?Section=vs_nov06_Public_Health&TEMPLATE=/CM/ContentDisplay.cfm&CONTENTID=17444 (accessed March 15, 2007).
28. Teno, J., J. Lynn, N. Wenger, R.S. Phillips, D.P. Murphy, A.F. Connors Jr., N. Desbiens, W. Fulkerson, P. Bellamy, and W.A. Knaus. 1997. "Advance Directives for Seriously Ill Hospitalized Patients: Effectiveness with the Patient Self-Determination Act and the SUPPORT Intervention. SUPPORT Investigators. Study to Understand Prognoses and Preferences for Outcomes and Risks of Treatment." *Journal of the American Geriatrics Society* 45: 500-507.
29. Thompson, T., R. Barbour, and L. Schwartz. 2003. "Adherence to Advance Directives in Critical Care Decision Making: Vignette Study." *British Medical Journal* 327 (November): 1011.
30. Tsevat, J., E.F. Cook, M.L. Green, D.B. Matchar, N.V. Dawson, S.K. Broste, A.W. Wu, R.S. Phillips, R.K. Oye, and L. Goldman. 1995. "Health Values of the Seriously Ill." *Annals of Internal Medicine* 122: 514-20.
31. Tsevat, J., N.V. Dawson, A.W. Wu, J. Lynn, J.R. Soukup, E.F. Cook, H. Vidaillet, and R.S. Phillips. 1998. "Health Values of Hospitalized Patients 80 Years or Older." *Journal of the American Medical Association* 279: 371-75.
32. Ulferts, A., A. Kumar, and W. Levesque. 2005. "U.S. House Acts to Save Schiavo." *St. Petersburg Times.* March 17. http://www.sptimes.com/2005/03/17/Tampabay/US_House_acts_to_save.shtml (accessed February 26, 2007).
33. Wissow, L., A. Belote, W. Kramer, A. Compton-Phillips, R. Kritzler, and J. Weiner. 2004. "Promoting Advance Directives among Elderly Primary Care Patients." *Journal of General Internal Medicine* 19, no.9 (September): 944-51.

著者略歴

(Joan Carson Breitung)

米国の看護師．看護学者．著書に *The Eldercare Sourcebook* (2002) *Understanding And Managing Dementia* (2004) など．主に老年看護学を専門とし，2005 年に *Understanding And Managing Dementia* で British Medical Association Award を受賞．

監訳者略歴

都甲崇〈とごう・たかし〉 横浜市立大学医学部精神医学准教授．横浜市立大学附属病院精神科部長．医学博士，経営管理修士．1996 年横浜市立大学医学部卒，同大学大学院（精神医学専攻）卒，ビジネスブレークスルー大学大学院（経営管理専攻）卒．専門は認知症，老年精神医学，神経病理学，臨床精神薬理学．

訳者略歴

内門大丈〈うちかど・ひろたけ〉 横浜南共済病院神経科部長．医学博士．1996 年横浜市立大学医学部卒，同大学大学院（精神医学専攻）卒．専門は認知症，老年精神医学，神経病理学．

勝瀬大海〈かつせ・おおみ〉 横浜市立大学医学部精神医学助教．医学博士．1997 年横浜市立大学医学部卒，同大学大学院（精神医学専攻）卒．専門は認知症，老年精神医学，神経病理学．

青木直哉〈あおき・なおや〉 横浜市立大学大学院医学研究科在籍中（精神医学専攻）．2005 年奈良県立医科大学医学部卒．専門は認知症，老年精神医学，神経病理学．

ジョーン・カーソン・ブライトン
もの忘れと認知症
"ふつうの老化" をおそれるまえに
都甲崇監訳
内門大丈
勝瀬大海
青木直哉
共訳

2010年7月23日　印刷
2010年8月5日　発行

発行所 株式会社 みすず書房
〒113-0033 東京都文京区本郷5丁目 32-21
電話 03-3814-0131(営業) 03-3815-9181(編集)
http://www.msz.co.jp

本文組版 プログレス
本文印刷所 理想社
扉・表紙・カバー印刷所 栗田印刷
製本所 誠製本

ISBN 978-4-622-07549-3
[ものわすれとにんちしょう]

精神医学重要文献シリーズ Heritage

統合失調症の精神症状論	村上仁	3360
誤診のおこるとき	山下格	3360
統合失調症 1・2	中井久夫	I 3360 II 続刊
老いの心と臨床	竹中星郎	3360
失語症論	井村恒郎	3360
妄想論	笠原嘉	3360
精神医学と疾病概念	臺弘・土居健郎編	続刊

（消費税 5%込）